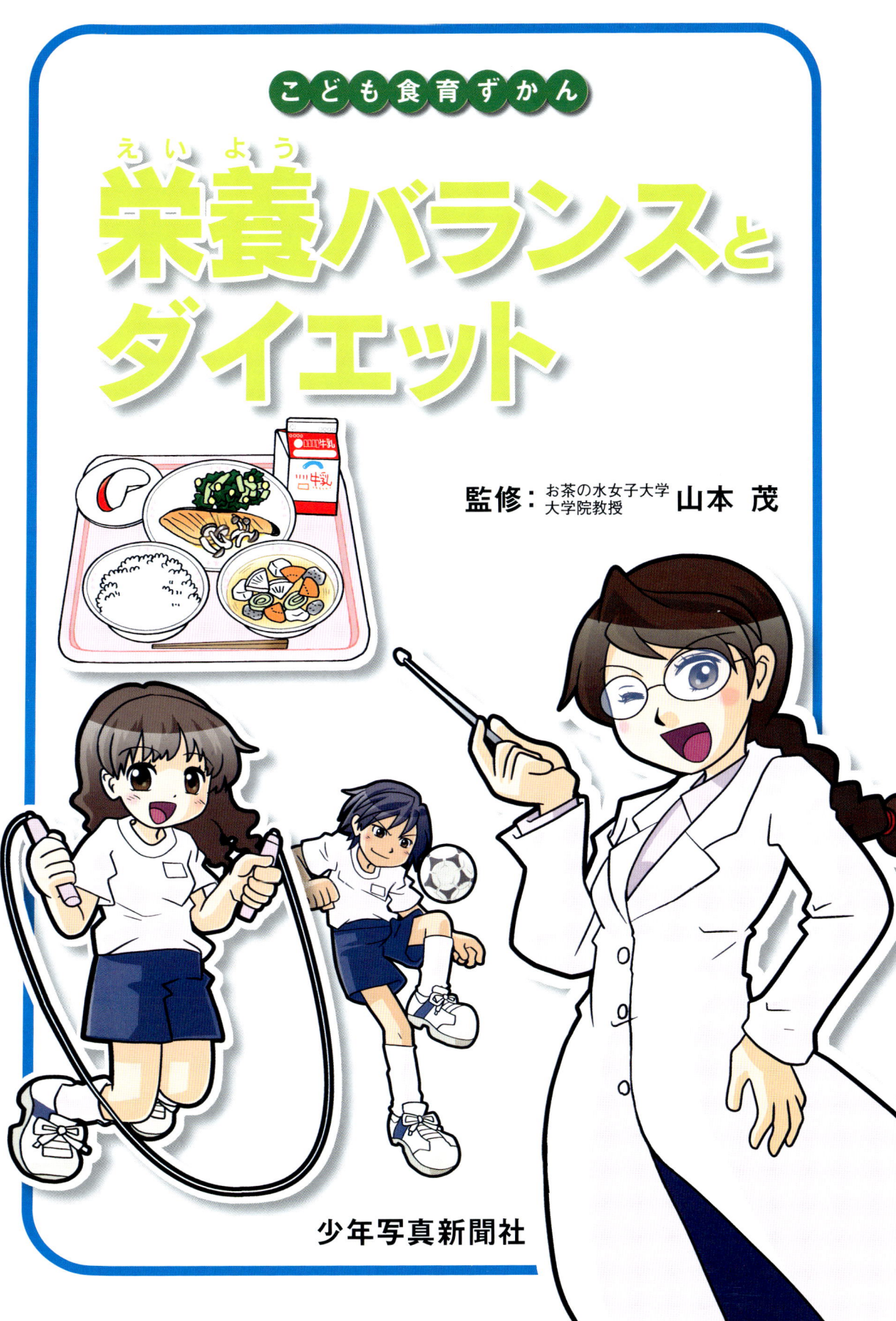

こども食育ずかん

栄養バランスと
ダイエット

監修：お茶の水女子大学大学院教授　山本 茂

少年写真新聞社

もくじ

- **8** バランスのよい学校給食
- **10** 栄養素って、何？
- **18** 給食によく出る食品
- **20** 栄養は食事から
- **22** 食べ物の旅
- **28** み力的な体型って、どんなもの？

- 30 太るわけ、やせるわけ
- 32 生きるために必要なエネルギー
- 34 動くために必要なエネルギー
- 36 肥満とダイエット
- 40 極たんなダイエットの影響
- 44 将来のためのからだづくり
- 46 あとがき
- 47 さくいん

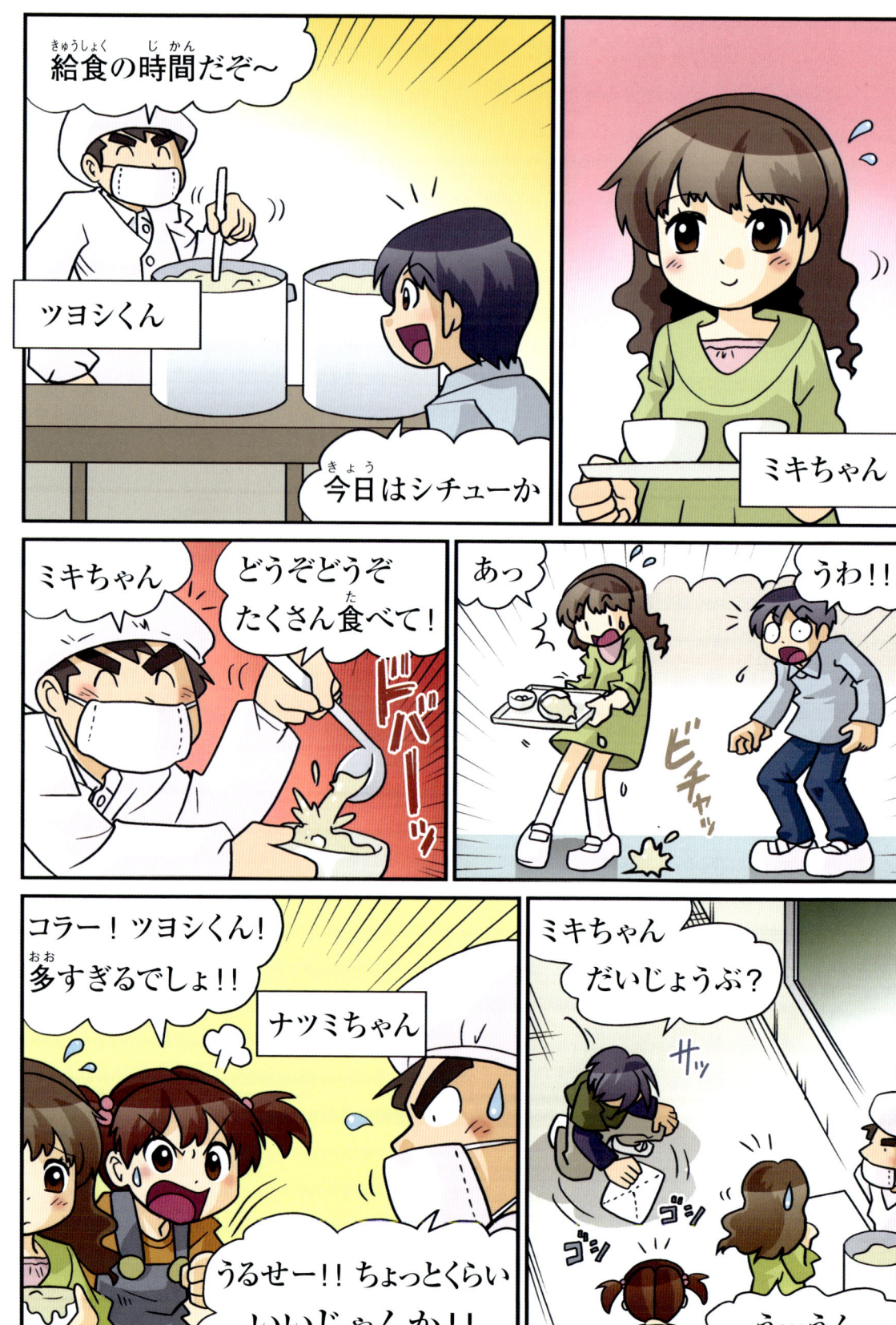

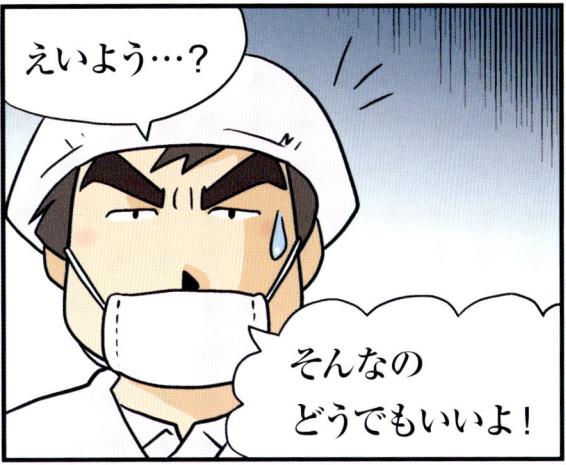
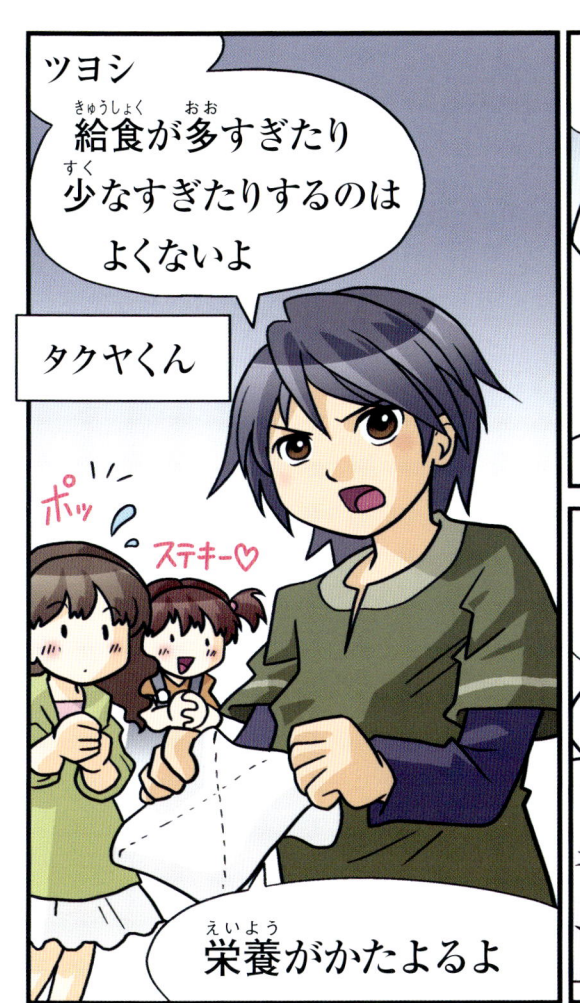
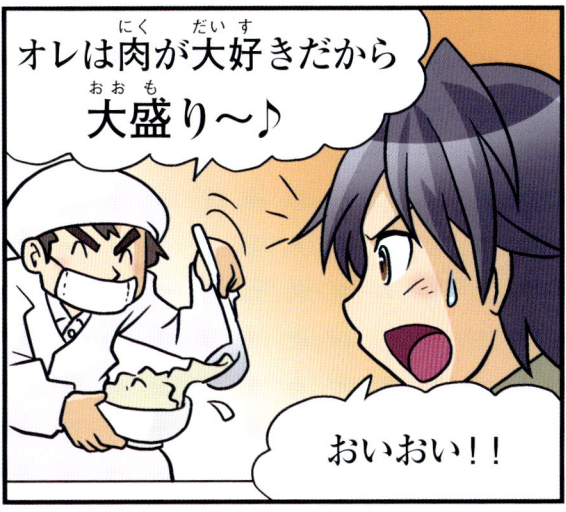
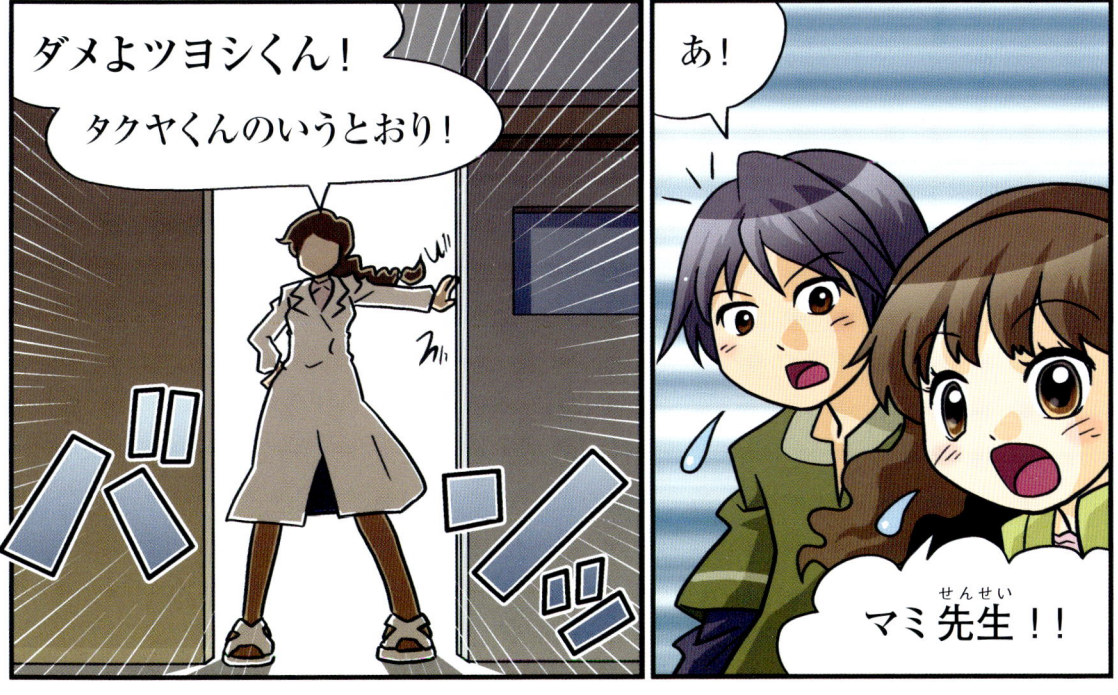

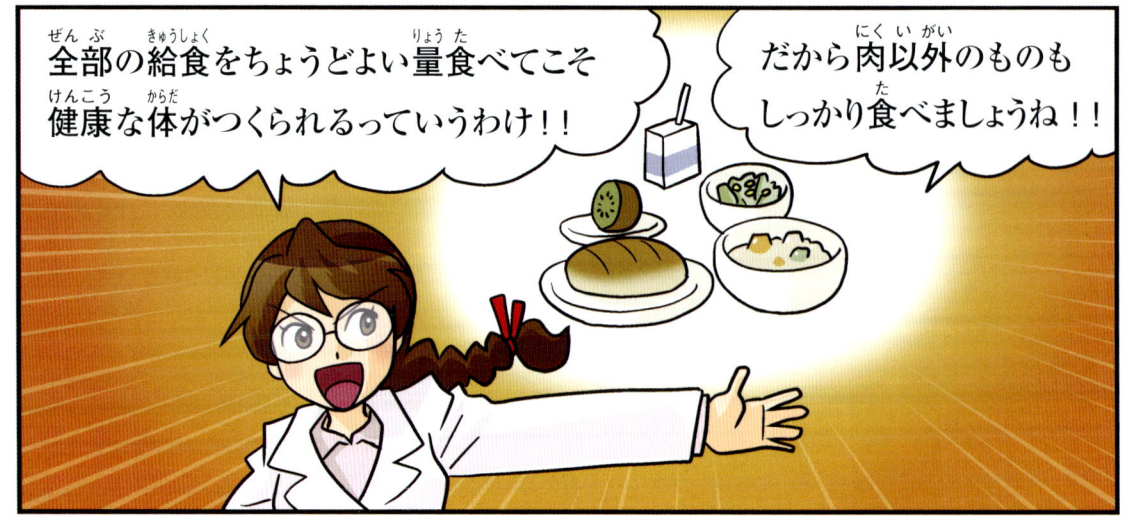

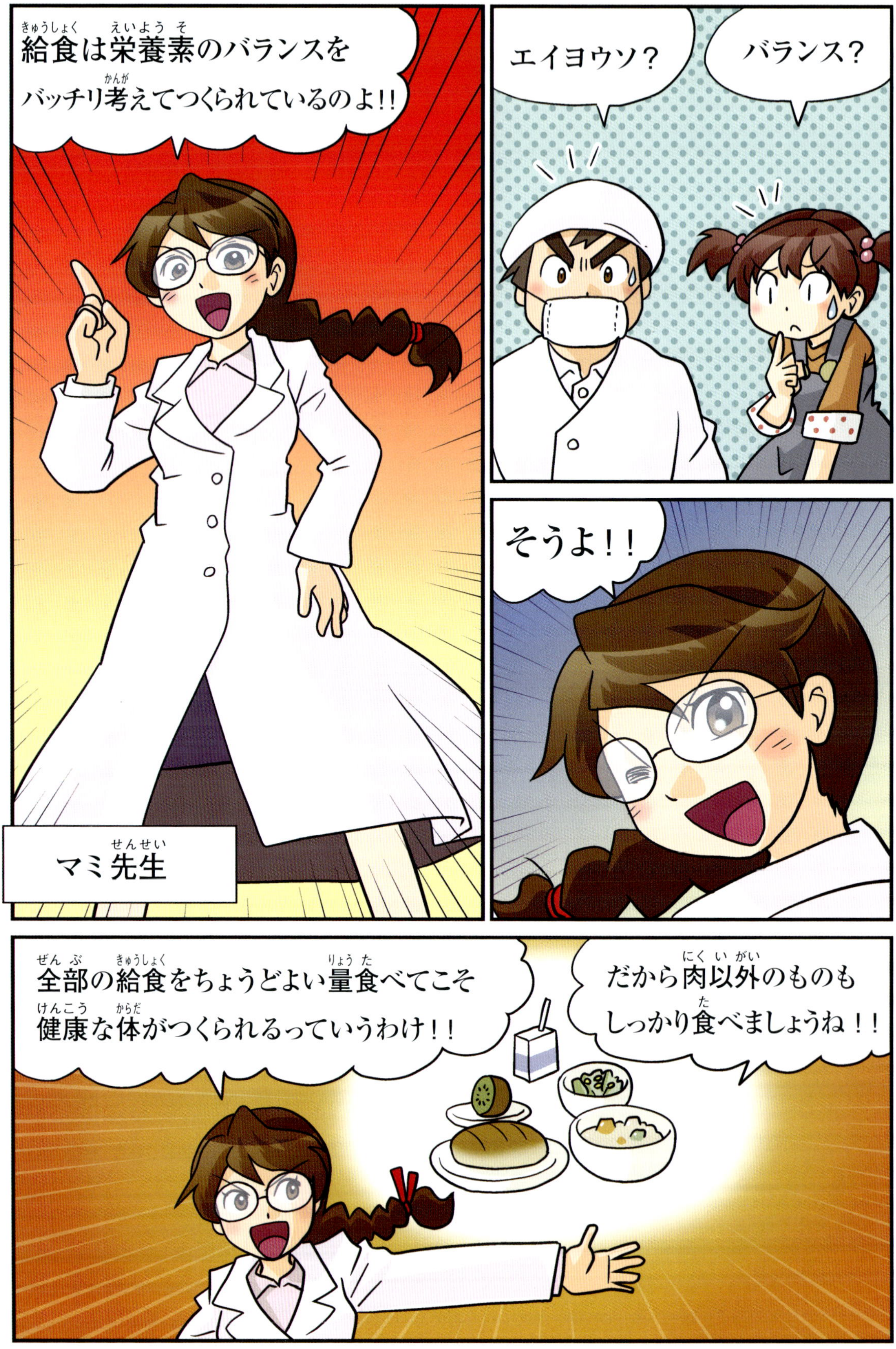

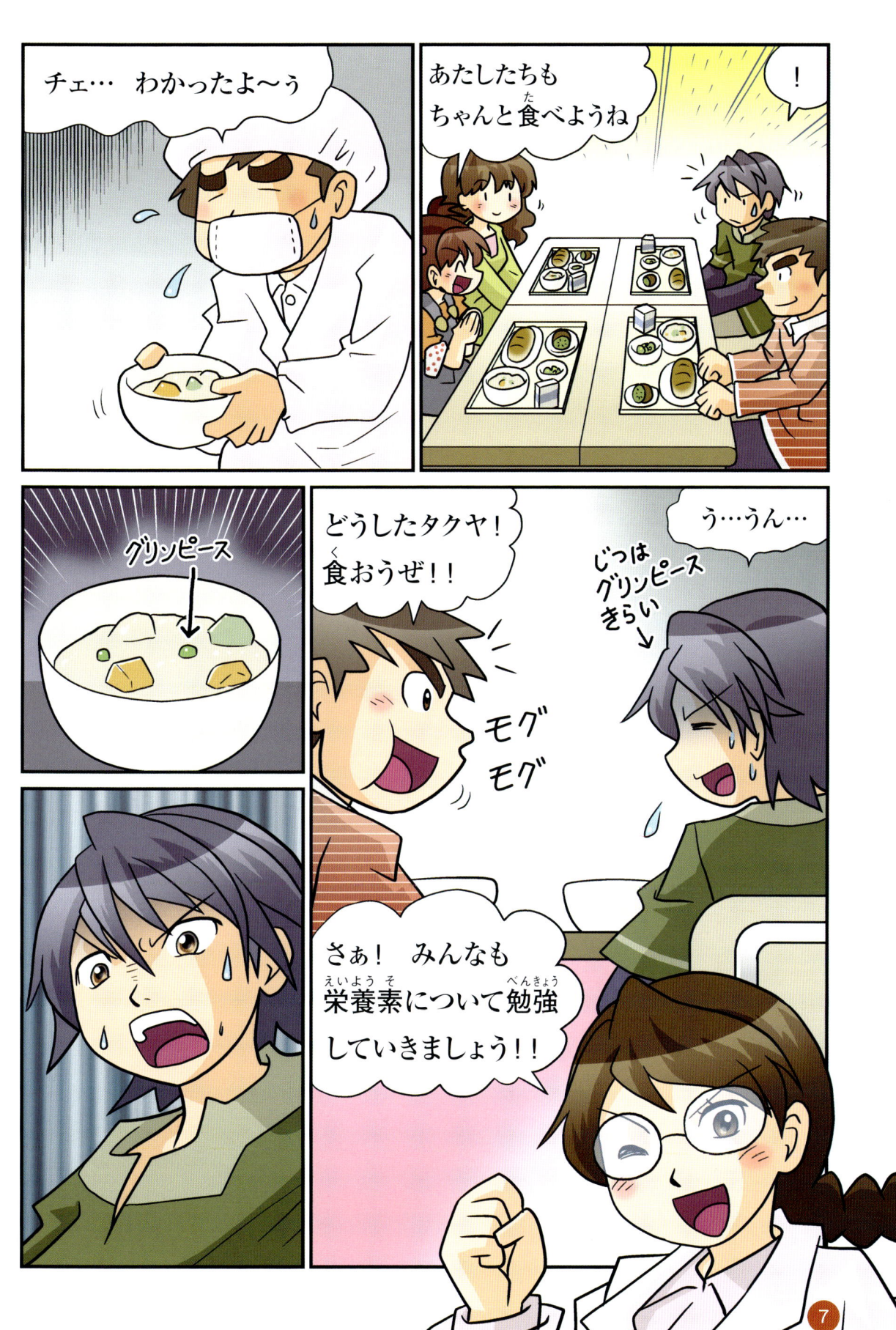

バランスのよい学校給食

1日に必要な栄養を考えてつくられている

　小学校の給食は、専門の先生（栄養教諭・学校栄養職員）が栄養をきちんと考えて、献立を決めてくれています。主食、主菜、副菜、汁物などに牛乳を組み合わせた献立によって、1日に必要な栄養のおおよそ3分の1がとれるようになっているのです。勉強したり、遊んだり、

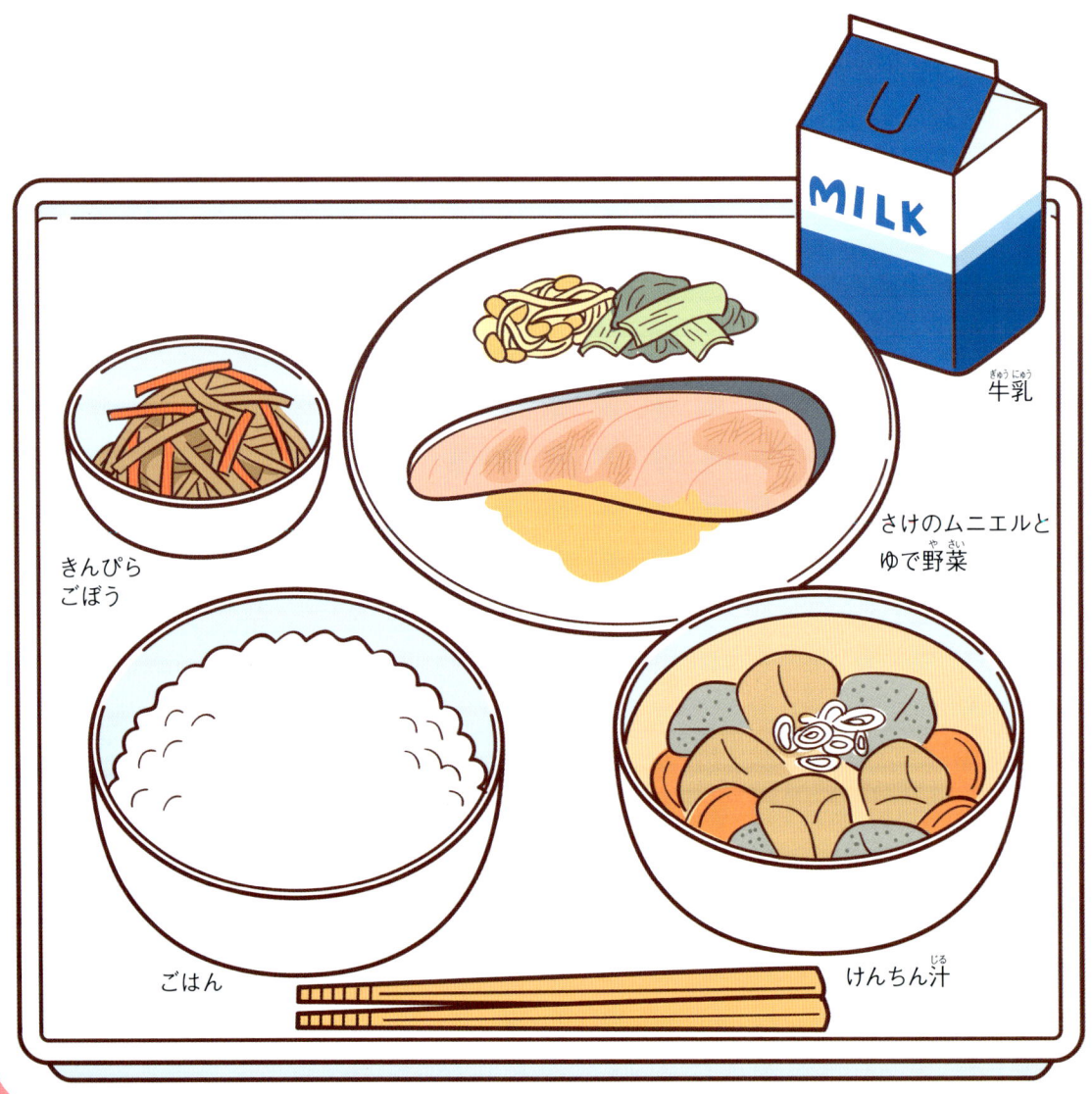

牛乳
きんぴらごぼう
さけのムニエルとゆで野菜
ごはん
けんちん汁

運動したりするエネルギーと、体をつくるもとになる栄養素や体の調子をととのえる栄養素のそれぞれが給食でとれるように考えられています。毎日、みんなが給食をおいしく食べられるように、いろいろな味つけをしたり、いろどりに気を配ったり、季節ごとの食べ物を取り入れたりして、献立にもたくさんの工夫がされています。

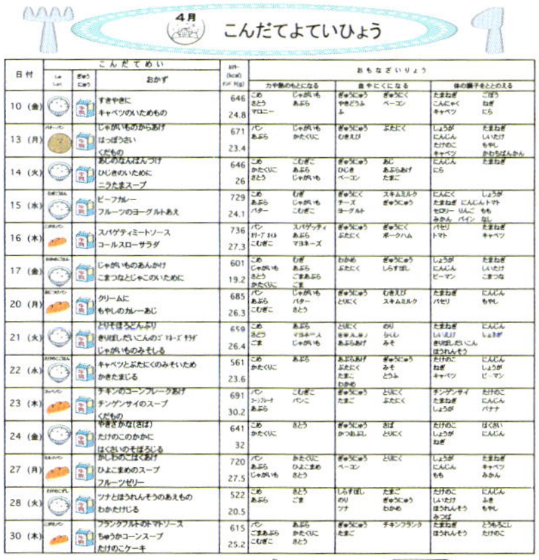

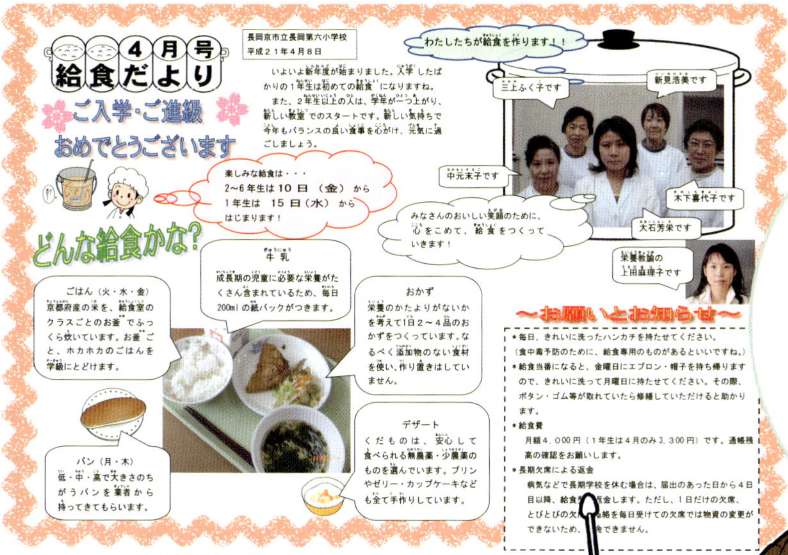

これが1か月の給食だよりと献立表ね。
学校給食は、地域の特色を生かしたり、旬の食材を使ったりして、おいしくて栄養がとれるように工夫しているのよ。

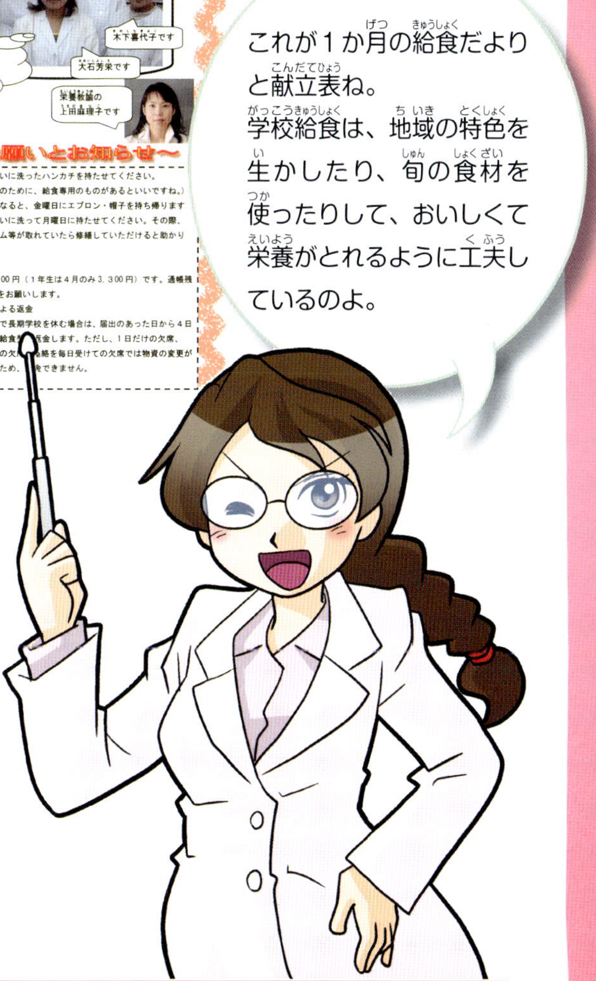

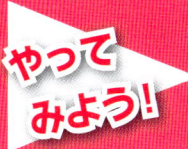
やってみよう！

給食は残さず食べるように、ちょう戦してみよう。
お休みの日は給食を思い出して、栄養のバランスがとれているのかを考えて食べてみよう！

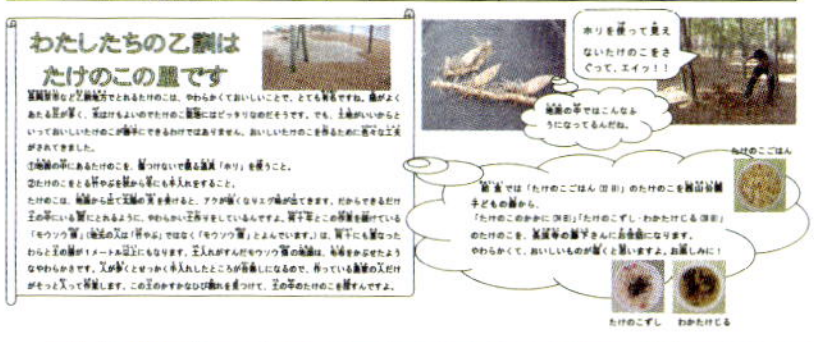

栄養素って、何？

三大栄養素と五大栄養素

わたしたち人間が生きていくのに必要な「栄養」。その中でわたしたちにとって一番大切なのが炭水化物・たんぱく質・脂質の三大栄養素です。これらは体を動かすエネルギーになったり、体を大きく成長させたりする栄養素です。この3つに、体の調子をととのえるビタミン・無機質を加えて五大栄養素と呼びます。

栄養素のおもな役割

※食べ物のイラストは、それぞれの栄養素を多く含む食品をあらわす

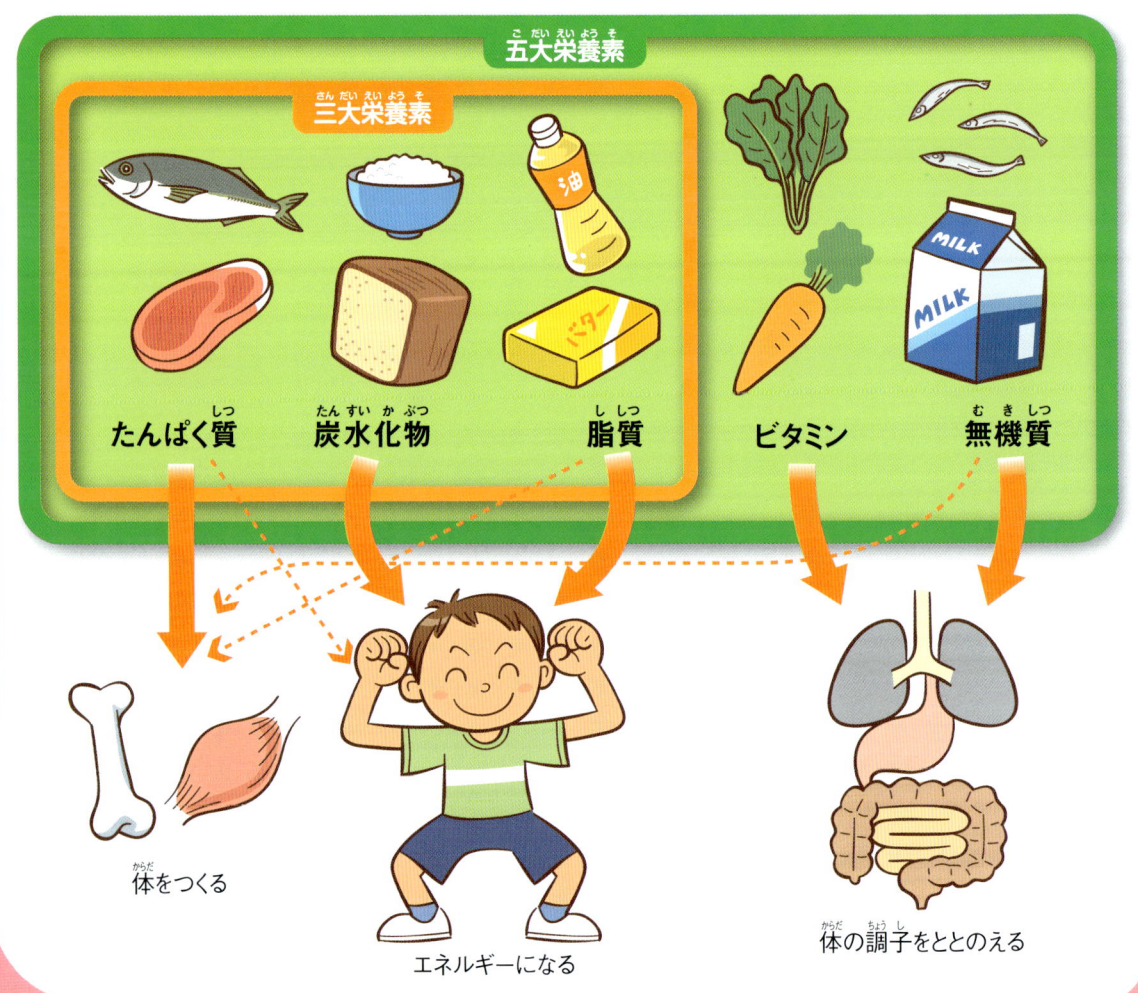

たんぱく質

わたしたちの体の大部分はたんぱく質でできています。筋肉、皮ふや血液、骨やかみの毛、つめまで、たんぱく質でできているのです。だから、体にとってたんぱく質はとても大切な栄養素。特に成長期の小学生にとって、欠かすことのできない栄養素なのです。たんぱく質は魚、肉、卵、牛乳、豆類にたくさんふくまれています。

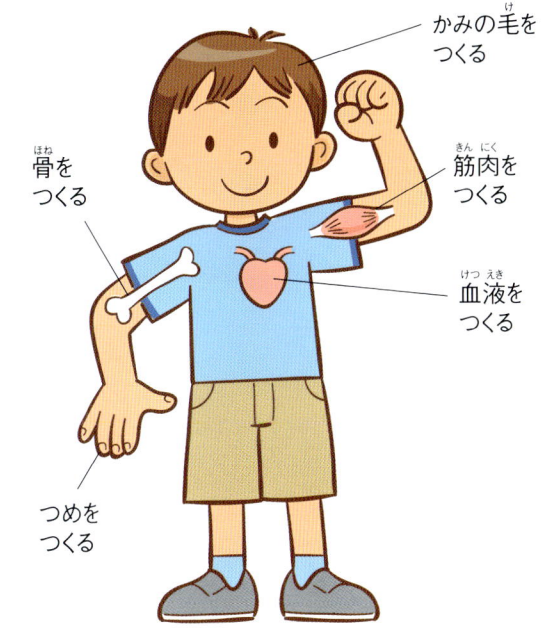

たんぱく質を多くふくむ食べ物

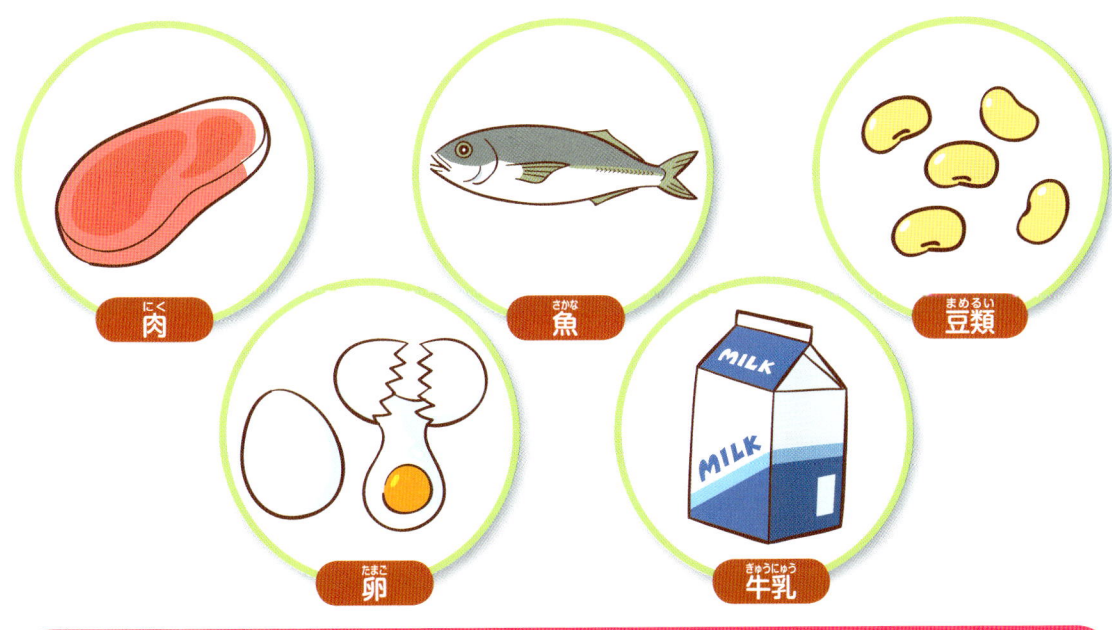

やってみよう！ たんぱく質がしっかりとれる食べ物は、次のうちどれかな？
考えてみよう！
A. ホットミルク　　B. ハムエッグ　　C. ヨーグルト

炭水化物

体を動かし、脳のエネルギーになるのが炭水化物です。運動する時も、勉強する時も、エネルギーがなくては体や脳はきちんと働きません。しっかり活動するために、炭水化物をきちんととることが大切です。炭水化物はごはん、うどんやそばなどのめん類、パン、じゃがいもやさつまいもなどのいも類に多くふくまれています。炭水化物をとると、元気に動けますよ。

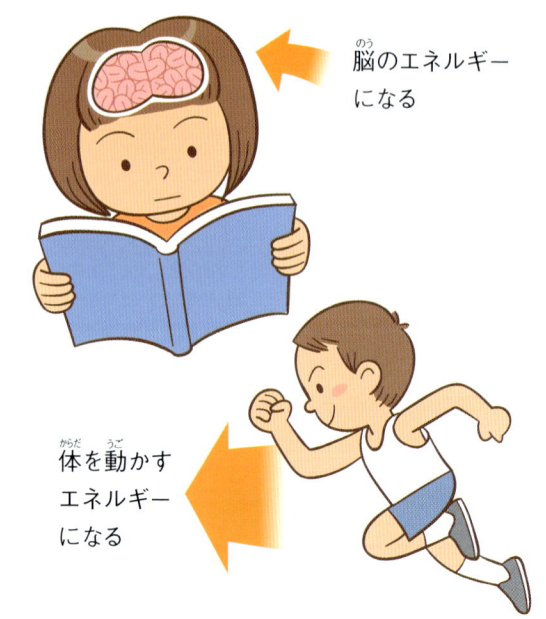

脳のエネルギーになる

体を動かすエネルギーになる

炭水化物を多くふくむ食べ物

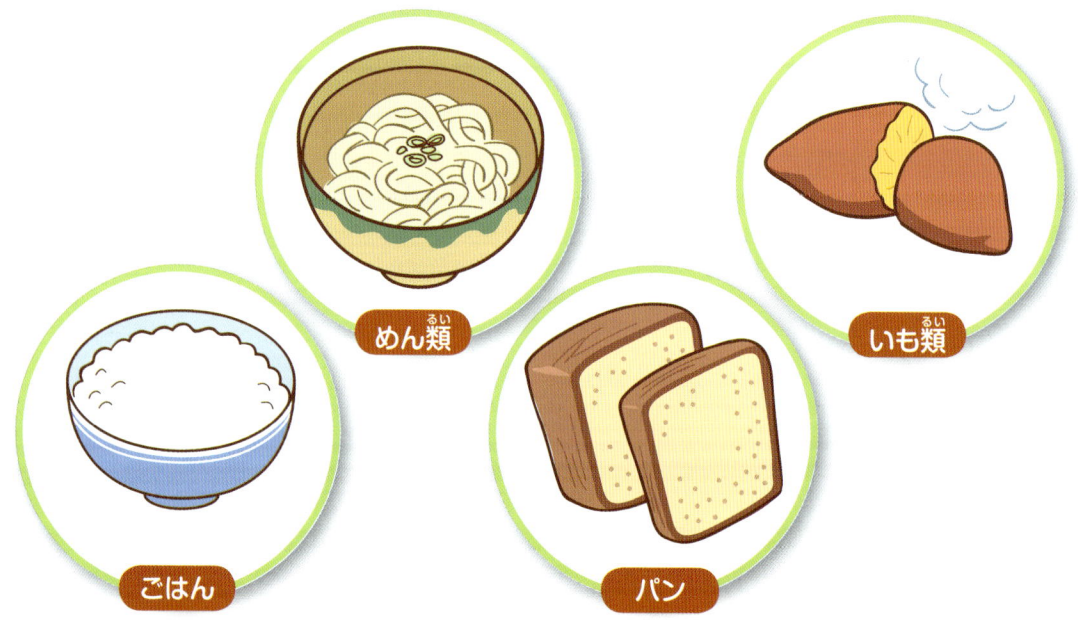

めん類　いも類　ごはん　パン

やってみよう！　納豆、じゃがいも、ごはん、この3つの食べ物を、炭水化物が多くふくまれている順番に並べてみよう！

脂質

脂質は、食べ物にふくまれているあぶらです。炭水化物と同じように、エネルギーになる栄養素ですが、炭水化物にくらべて少ない量でたくさんのエネルギーになります。脂質には植物からとれるものと、魚・動物からとれるものがあり、それぞれ体の中での働きが少しずつちがいます。脂質はバター、サラダ油、ラードなどに多くふくまれていて、ドレッシングなどの調味料にも使われます。

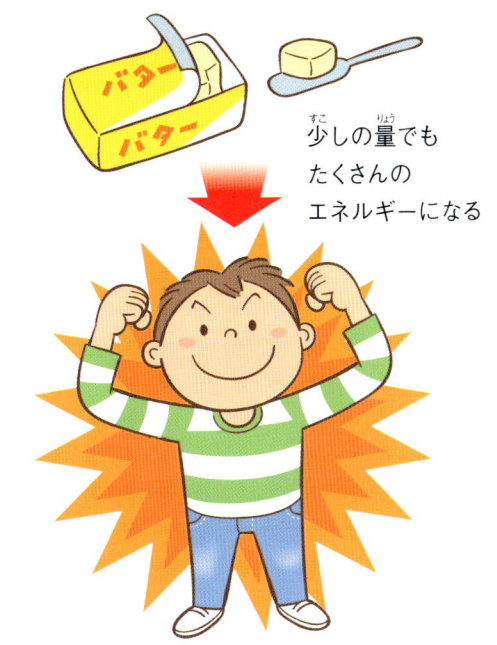

少しの量でもたくさんのエネルギーになる

脂質を多くふくむ食べ物

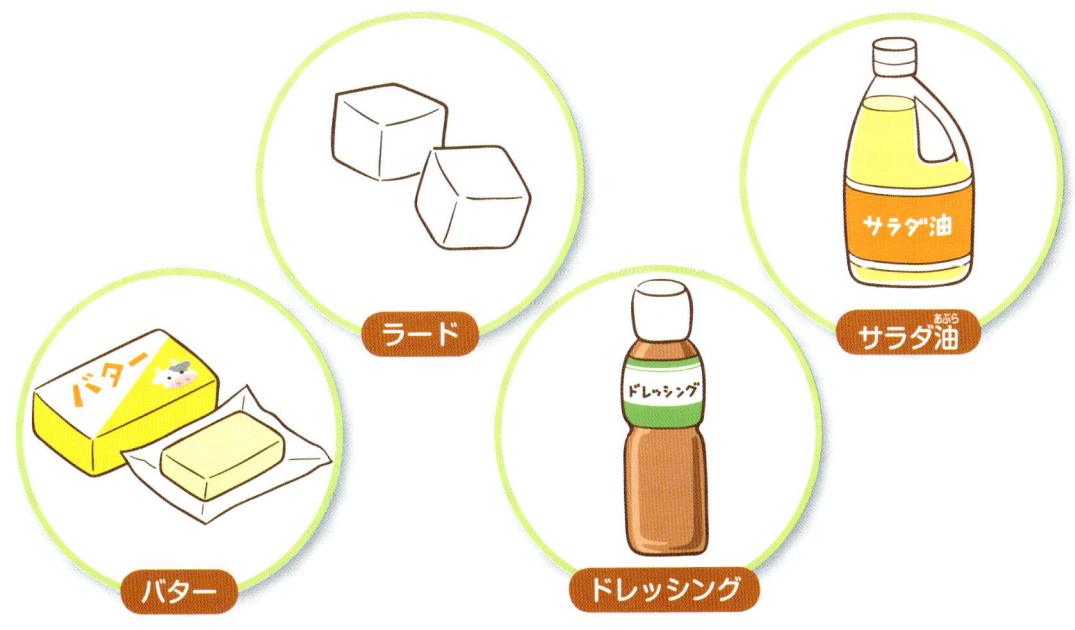

ラード / サラダ油 / バター / ドレッシング

やってみよう！ ポテトチップスなどのスナック菓子には、どれくらいの脂質が入っているかな？　調べてみよう！

ビタミン

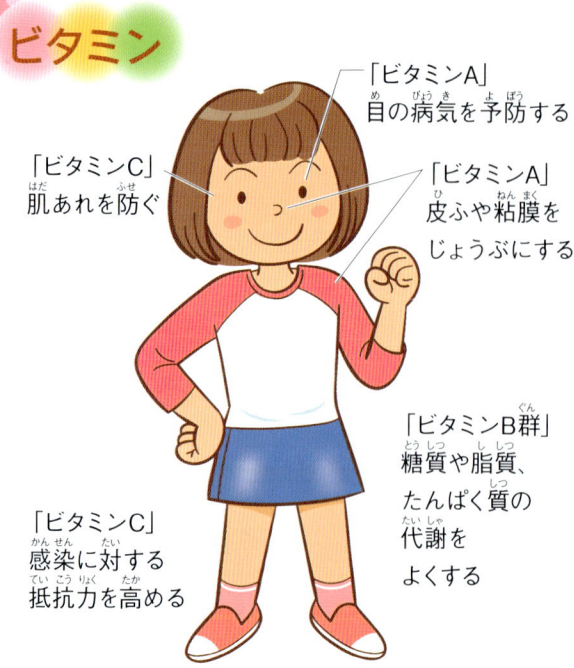

「ビタミンC」
肌あれを防ぐ

「ビタミンA」
目の病気を予防する

「ビタミンA」
皮ふや粘膜を
じょうぶにする

「ビタミンB群」
糖質や脂質、
たんぱく質の
代謝を
よくする

「ビタミンC」
感染に対する
抵抗力を高める

ビタミンは、炭水化物やたんぱく質などが、体の中でエネルギーになったり筋肉や骨になったりするのを助ける働きをしています。ビタミンはそれぞれの種類によって働きがちがいます。よく知られているのは、ビタミンA、ビタミンB群、ビタミン

ビタミンB₁を多くふくむ食べ物

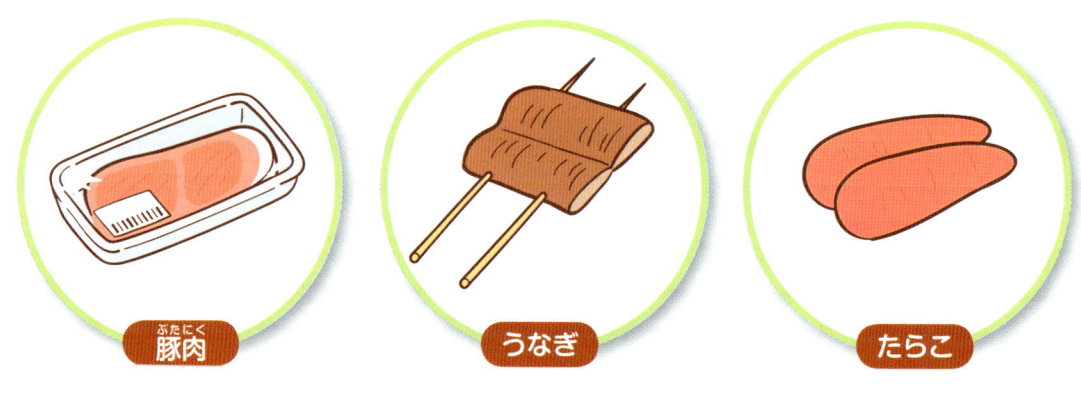

豚肉　うなぎ　たらこ

ビタミンB₂を多くふくむ食べ物

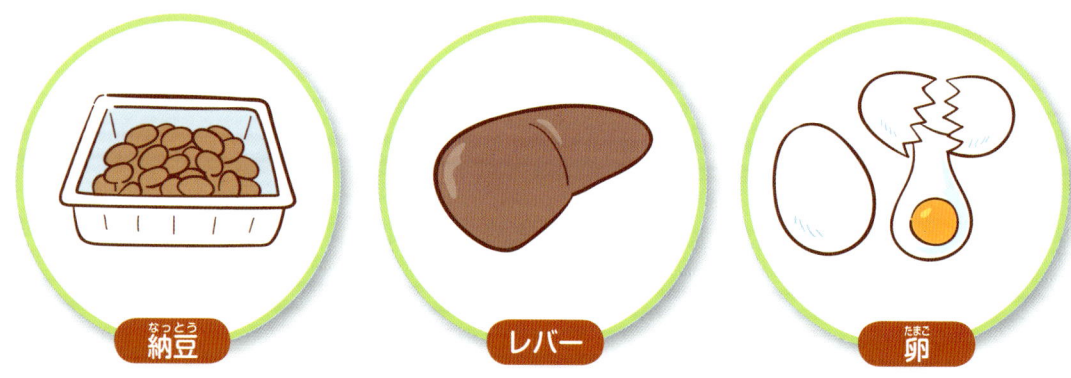

納豆　レバー　卵

C、ビタミンDなどです。体に必要なビタミンの量はほんの少しですが、毎日必要なものも多いので、ビタミンが入っている食べ物をバランスよく食べましょう。

> **やってみよう！** いちごといちごジャム、どちらにビタミンCが多くふくまれているかな？　考えてみよう！

ビタミンCを多くふくむ食べ物

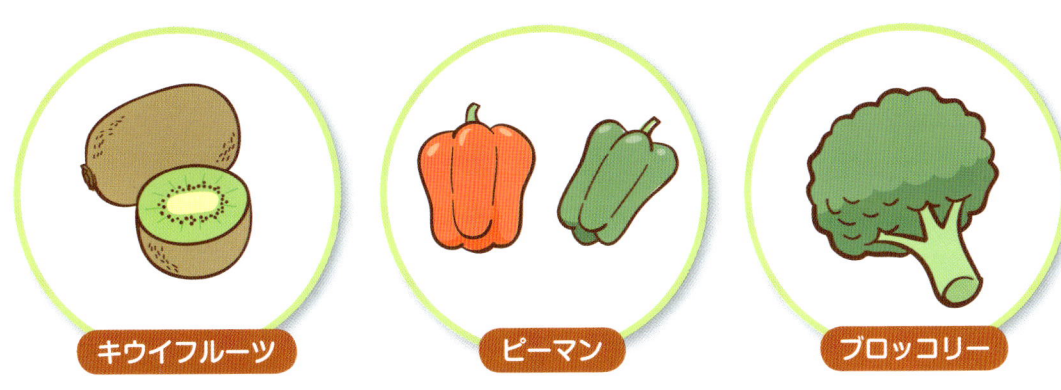

キウイフルーツ　　ピーマン　　ブロッコリー

ビタミンAを多くふくむ食べ物

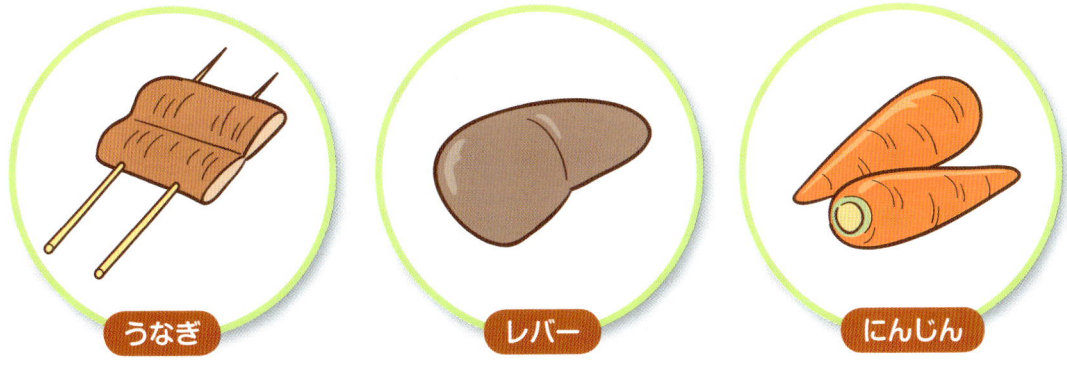

うなぎ　　レバー　　にんじん

※にんじん自体にビタミンAはふくまれていないが、にんじんにふくまれるβ－カロテンが体内に入るとビタミンAにかわる

無機質

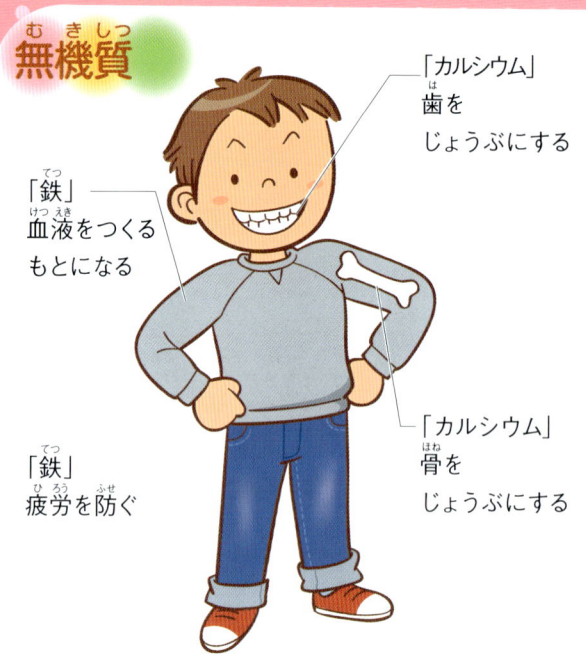

- 「カルシウム」歯をじょうぶにする
- 「鉄」血液をつくるもとになる
- 「カルシウム」骨をじょうぶにする
- 「鉄」疲労を防ぐ

無機質も、ビタミンと同じように、少量しか必要ありませんが、体の中でとても大切な働きをしています。特に不足しやすい無機質は、カルシウムと鉄。カルシウムは骨や歯を強くし、鉄は血液をつくるために欠かせません。

鉄を多くふくむ食べ物

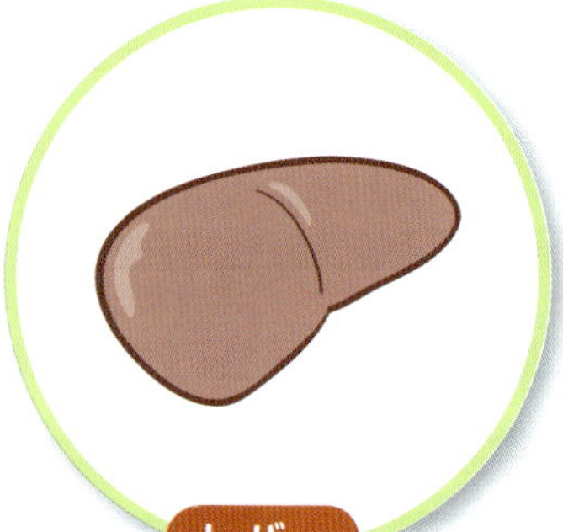

- レバー
- あさり 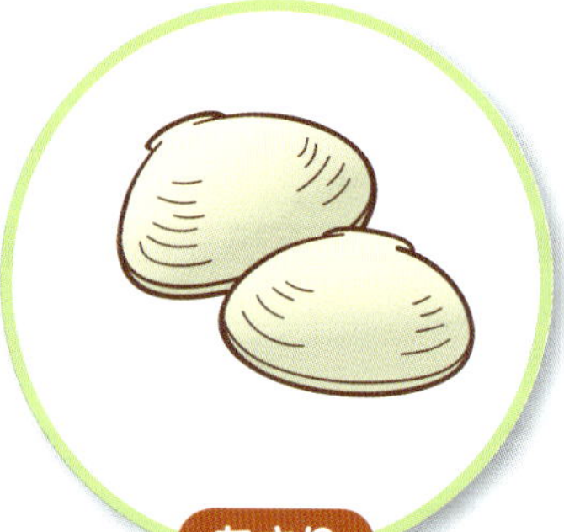
- のり 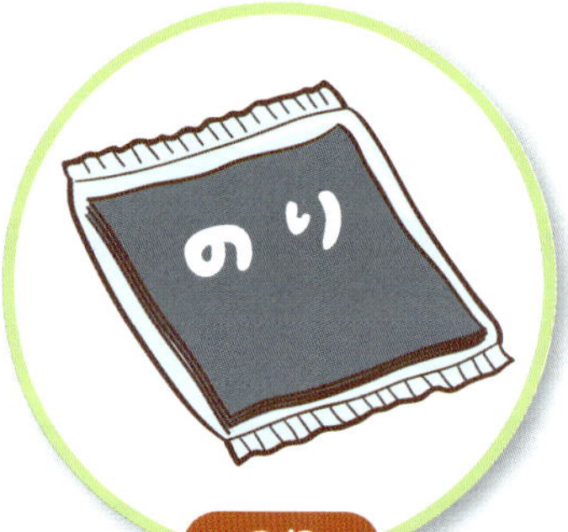

カルシウムを多くふくむ食べ物

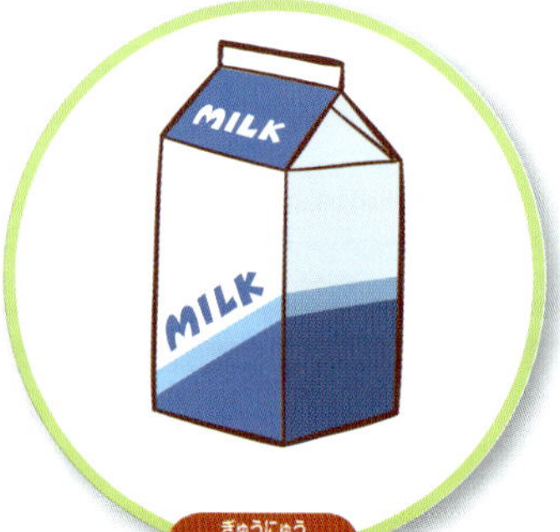

- 牛乳
- じゃこ 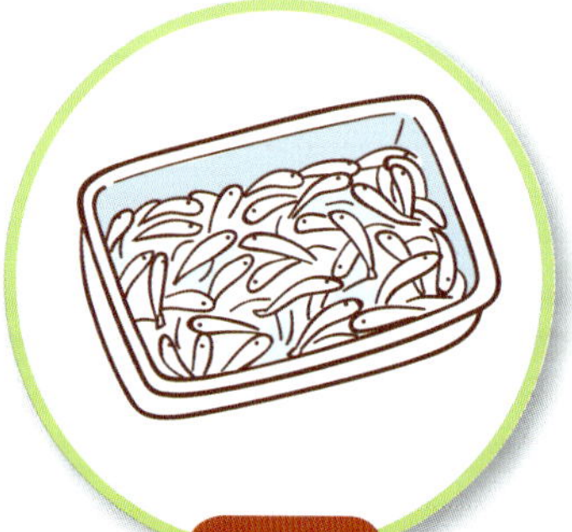
- 木綿どうふ 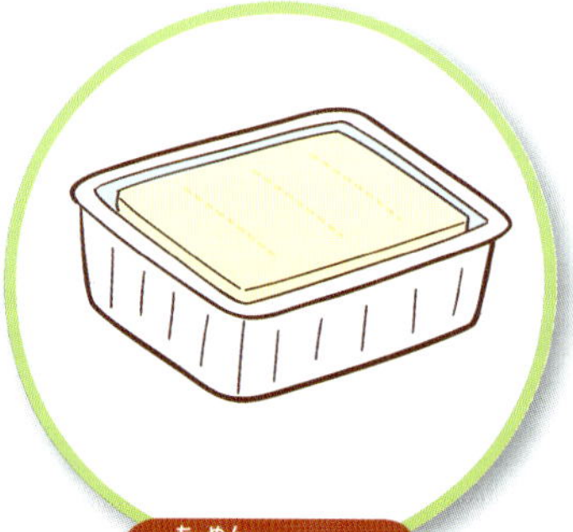

やってみよう！ 牛乳と豆乳、カルシウムはどちらが多いかな？ また、鉄はどちらが多いかな？ 調べてみよう！

食物せんい

食物せんいは、食べ物の「かす」として考えられてきました。しかし、体の中でいろいろな働きをすることがわかり、「第6の栄養素」とも呼ばれています。食物せんいには、腸の働きを活発にして体の中のいらないものを外に出したり、食事の時に糖などをゆっくりと吸収させたりする働きがあります。どちらも、栄養をとりすぎがちな今のわたしたちにとって必要な働きです。

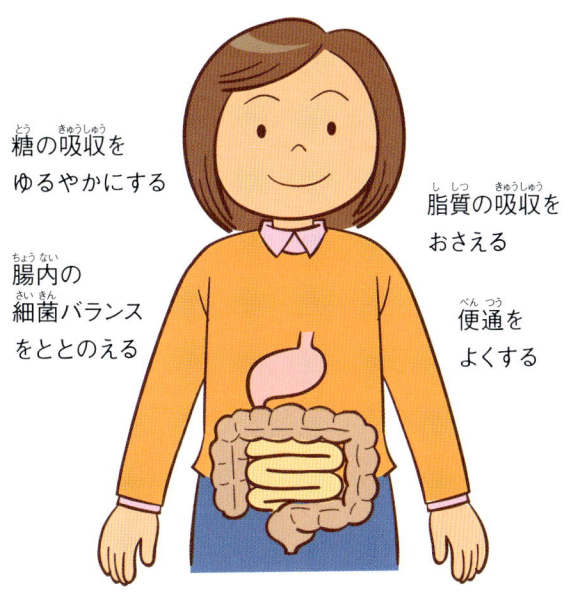

- 糖の吸収をゆるやかにする
- 脂質の吸収をおさえる
- 腸内の細菌バランスをととのえる
- 便通をよくする

食物せんいを多くふくむ食べ物

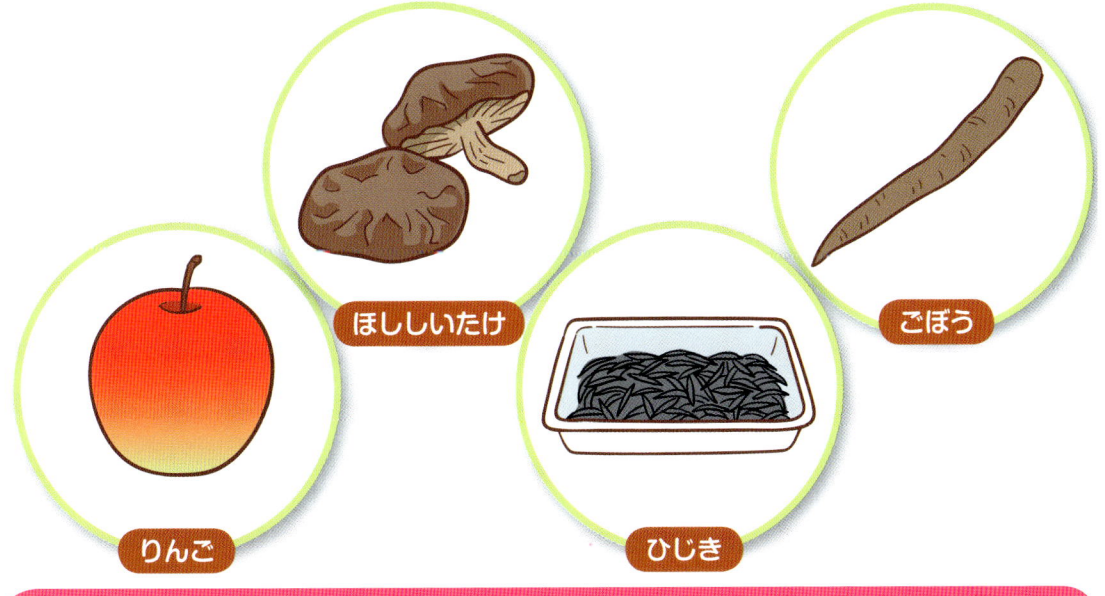

りんご　ほししいたけ　ひじき　ごぼう

やってみよう！　こんにゃく、こんぶ、あさり、この中で食物せんいがまったくふくまれていない食べ物があるよ。どれかな？　調べてみよう！

給食によく出る食品

牛乳が毎日出る理由

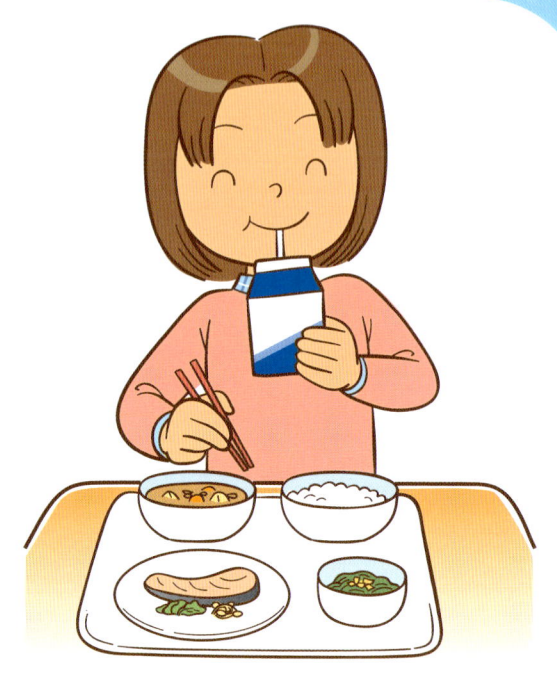

　どうして牛乳は、毎日給食に出てくるのでしょうか。牛乳にはカルシウムがたくさんふくまれています。カルシウムは骨や歯をじょうぶにするので、体がどんどん大きくなる小学生の時期にはとても大事な栄養素です。それで、給食の時に牛乳を飲むことで、体に必要なカルシウムをとっているのです。給食のある日とない日とをくらべてみると、とるカルシウムの量がちがうことがわかります。

給食のある日とない日のカルシウム摂取量（小学校、男女別）

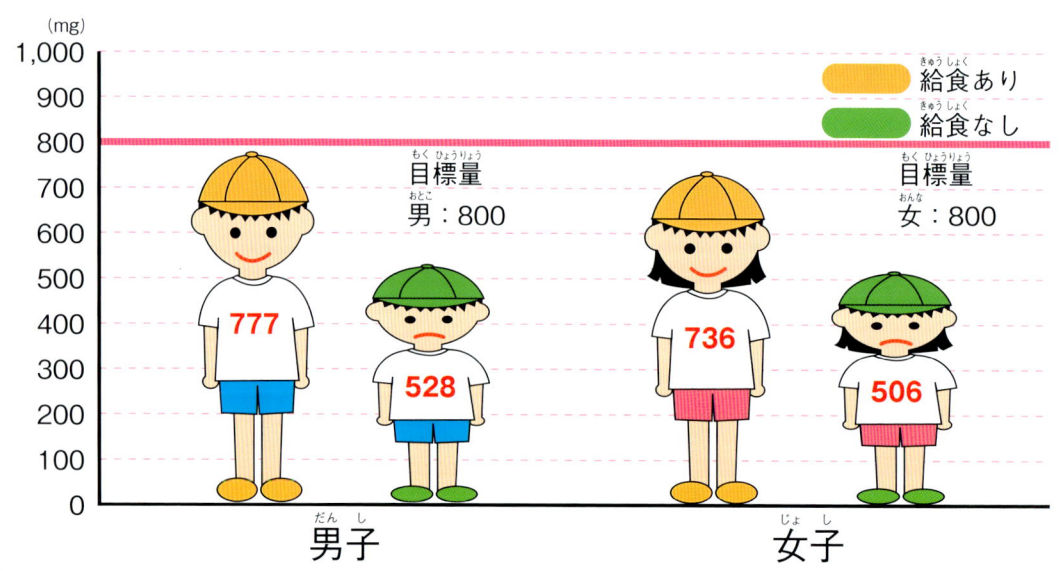

（独立行政法人 日本スポーツ振興センター『平成19年度児童生徒の食事状況等調査報告書』より）

ごはん食が増えている理由

最近の小学校の給食は、おもにごはんを中心とした献立になっています。ごはんは日本人の主食で、毎日食べてもあきず、また、和食・洋食・中華など、どの料理を合わせてもおいしく食べられます。最近、ごはんを主食とした「和食」が、長寿につながる健康食として世界中から注目を集めています。ごはんを中心にした献立にすることで、自然に栄養のバランスがとれるのです。

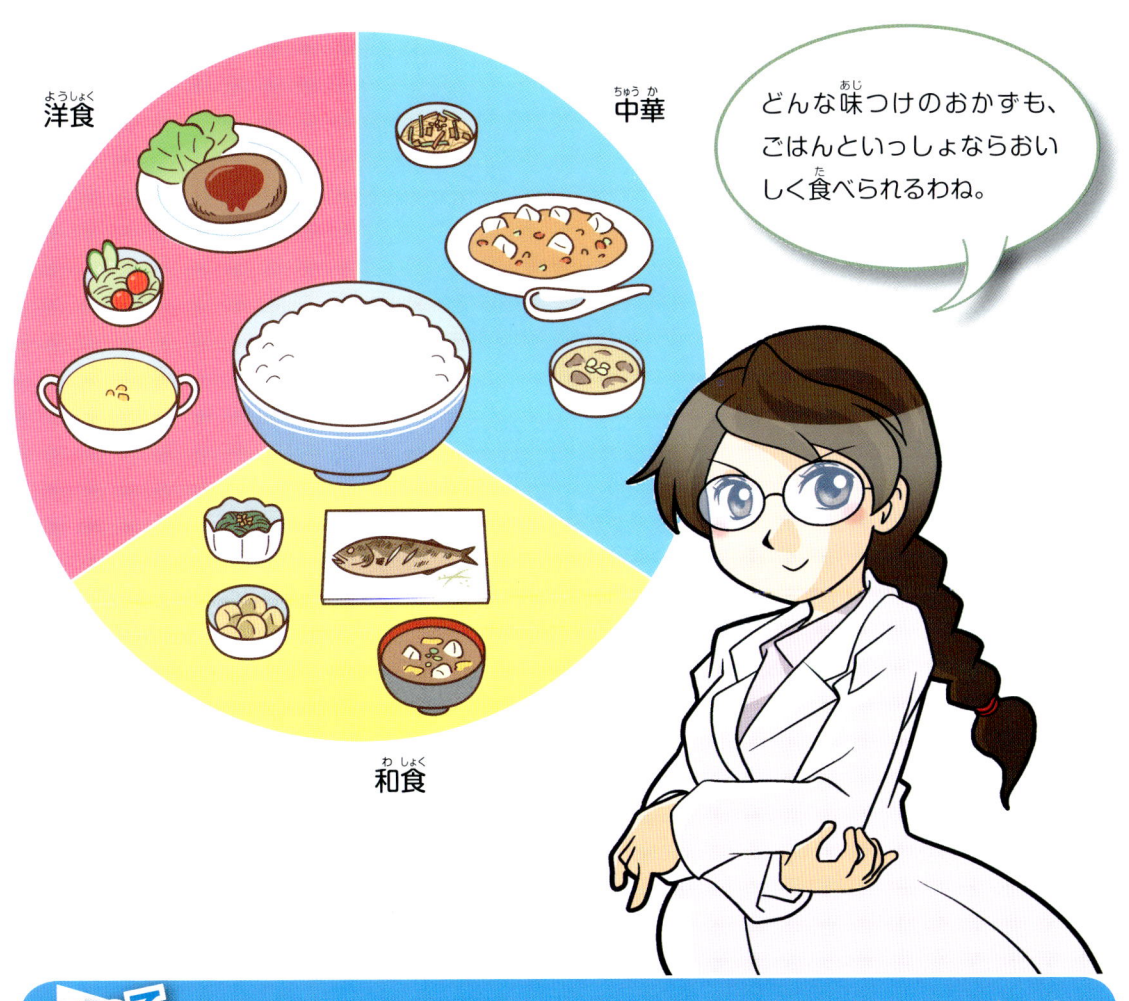

どんな味つけのおかずも、ごはんといっしょならおいしく食べられるわね。

やってみよう！ みなさんは、ごはんをたいたことがありますか？　おうちの人に聞きながら、自分でごはんをたいてみよう！

栄養は食事から

野菜不足は野菜でしか補えない

毎日食べる野菜。ビタミンなどがたくさんふくまれているので、不足しないように食べることがとても大切です。最近、「野菜〇個分の栄養」などと宣伝されている食品やジュースなどがたくさん出ていますが、それらは、野菜のかわりにはなりません。ビタミンなどの成分だけをとるのではなく、丸ごと食べて、野菜に入っているいろいろな栄養素をとることが大切なのです。野菜にはまだ見つかっていない栄養成分も入っているといわれています。

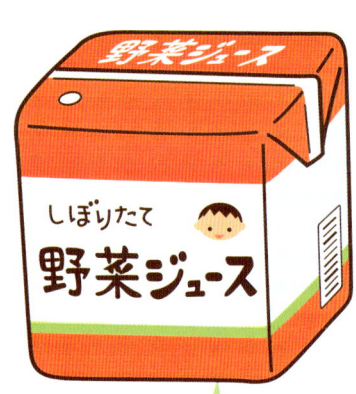

野菜には、ビタミン、無機質、食物せんいが多くふくまれている。それ以外にも、まだ発見されていない栄養成分が入っているといわれている

野菜にくらべると食物せんいが少ない。また、野菜ジュースと書かれていても、野菜汁より果汁の方が多く入っていることがある

健康食品をたよりにしすぎてはダメ

健康食品やサプリメントも、最近よく目にします。手軽に足りない栄養素が補えるので、便利なものですが、食生活の基本はやはり食事。きちんと食事をしていれば、栄養素がきちんととれるのでサプリメントなどは必要ありません。食事のかわりに健康食品やサプリメントだけをとることは、かえって体の調子が悪くなることもありますから、絶対にやめましょう。

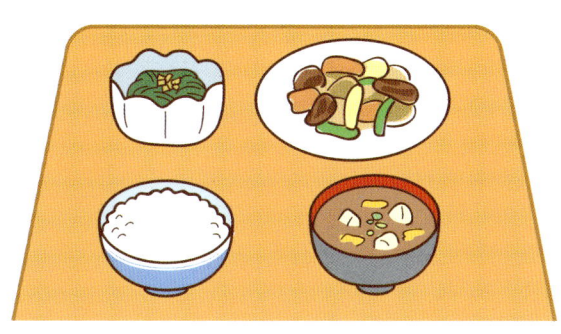

サプリメントは食事のかわりにはならない。「サプリメントで栄養をとっているから、食事はいらない」なんて考えは、間ちがいなのでやめる

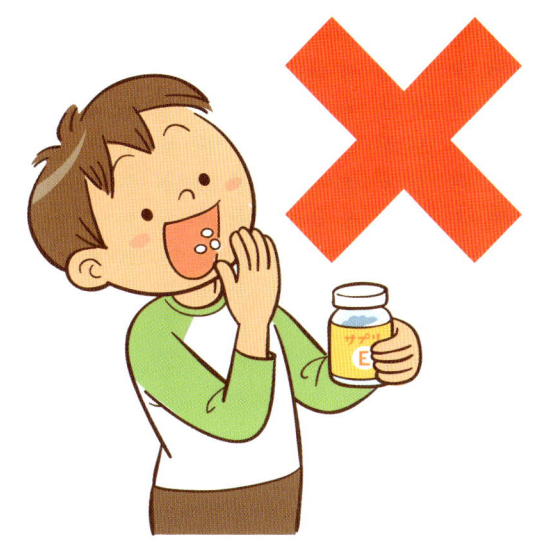

サプリメントをとりすぎると…

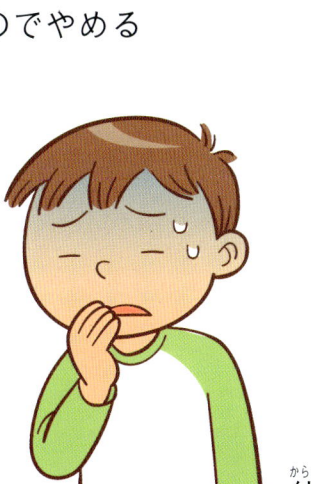

体の調子が悪くなることも！

食べ物の旅

食べ物の消化・吸収

わたしたちが食べた食べ物は、どのようにして体をつくるもとになるのでしょうか。口でよくかみくだかれた食べ物は、食道を通って胃に入り、消化されて、体に吸収されやすい栄養素になっていきます。さらに十二指腸でも消化された後、小腸で栄養素が、大腸で水分が吸収されて体の中にとりこまれます。とりこまれた栄養素は体のすみずみまで運ばれ、動くためのエネルギーや、体をつくるもとになります。食べ物のかすなどは、うんちとして体の外に出ていきます。

口の役割

口は、かむことによって食べ物を細かくしています。そして、だ液（つば）にふくまれる消化こう素の働きで、炭水化物を分解、消化する手助けをしています。食べ物が胃に入る前に、口で消化ははじまっているのです。

胃の役割

胃では、食べたものをしばらくためておき、胃液と混ぜ合わせてどろどろにします。胃液の中に入っている消化こう素の働きによって、たんぱく質などが分解され、消化されます。

小腸の役割

胃を出た食べ物は十二指腸でさらに消化され、小腸へとやってきます。小腸ではほとんどの栄養素が分解・吸収されています。吸収された栄養素は血管とリンパ管を通って、体中に運ばれていきます。

大腸の役割

大腸では、おもに水分が吸収されます。消化されずに大腸までやってきた食べ物のかすは、大腸で水分が吸収され、かたまりになります。それをうんちとして体の外に出すのも、大腸の役割です。

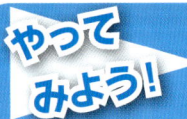

消化のはじまりは、口から。食べ物をよく消化できるように、よくかんで食べるようにしよう！

消化・吸収の仕組み

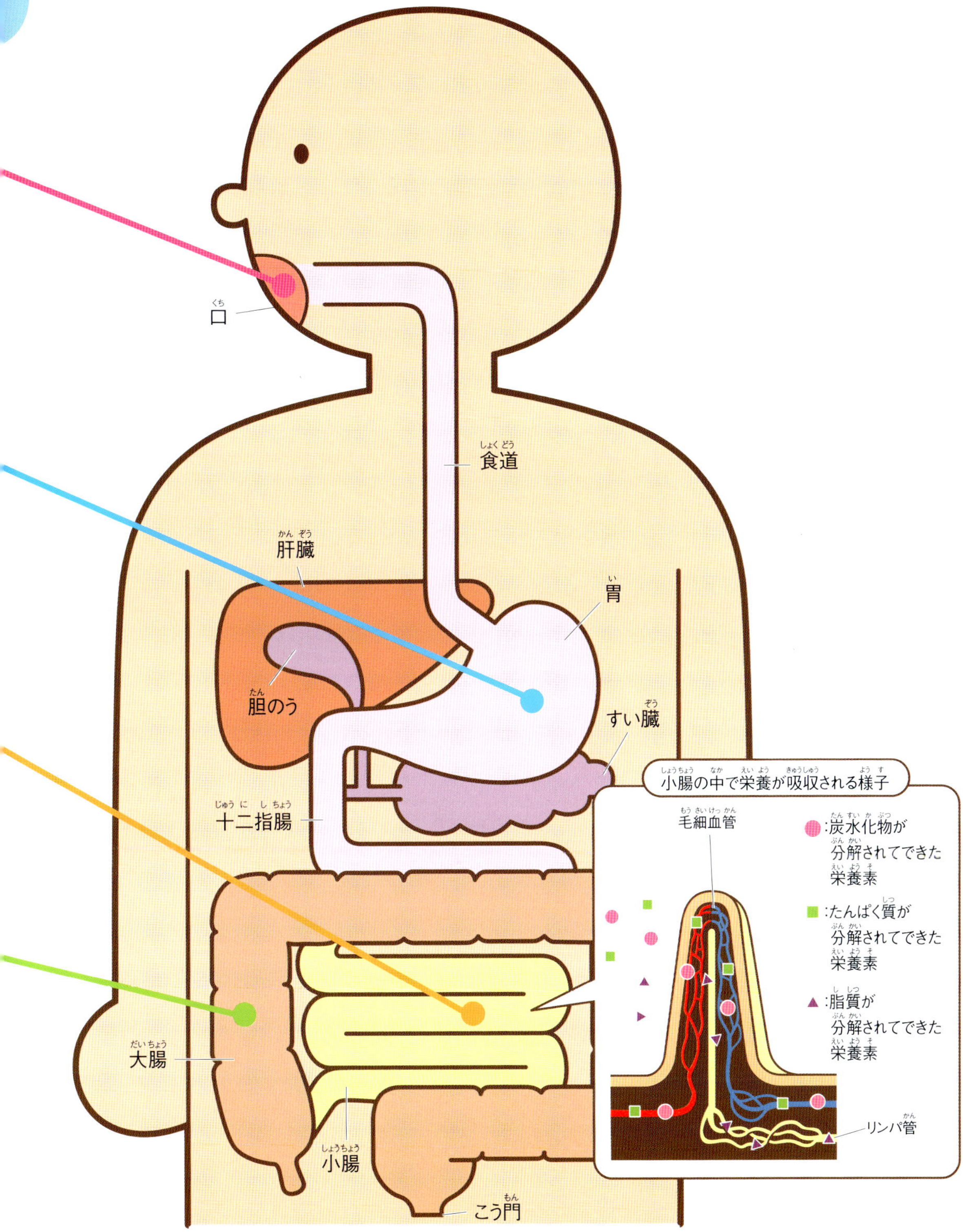

口

食道

肝臓

胃

胆のう

すい臓

十二指腸

小腸の中で栄養が吸収される様子

毛細血管

● ：炭水化物が分解されてできた栄養素

■ ：たんぱく質が分解されてできた栄養素

▲ ：脂質が分解されてできた栄養素

大腸

小腸

こう門

リンパ管

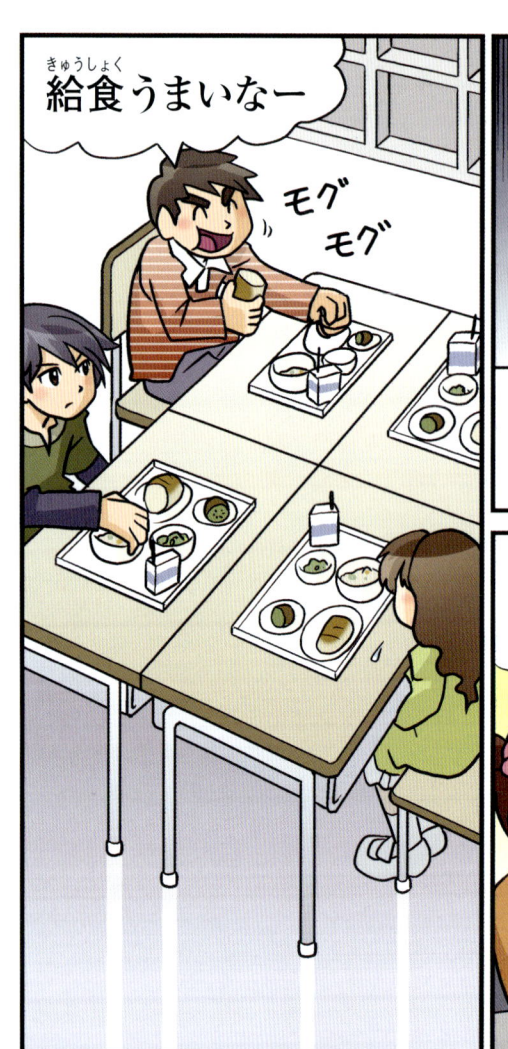
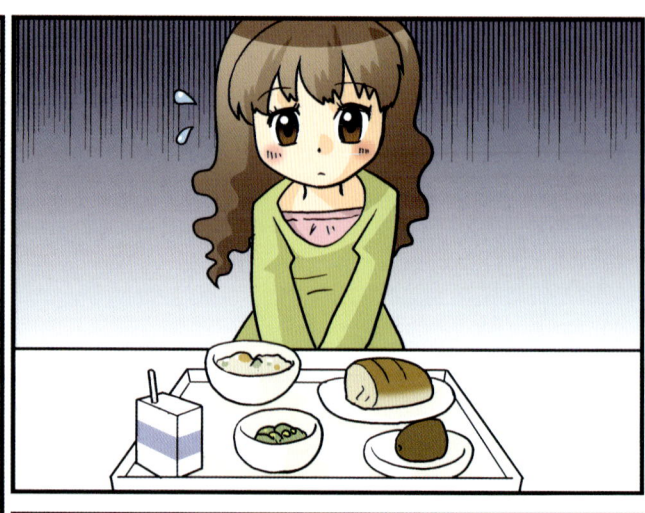
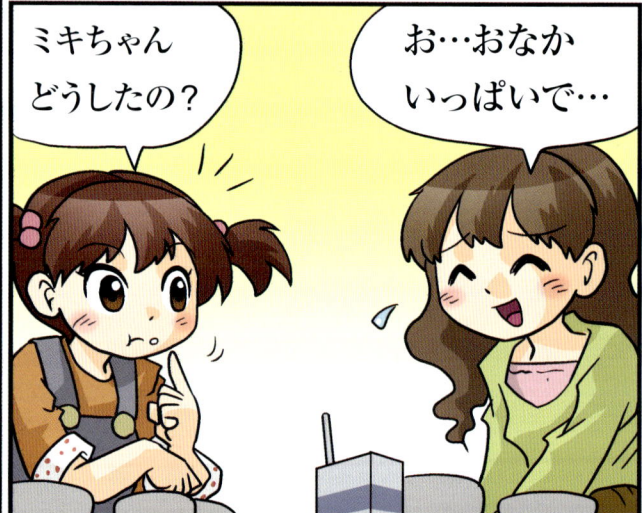
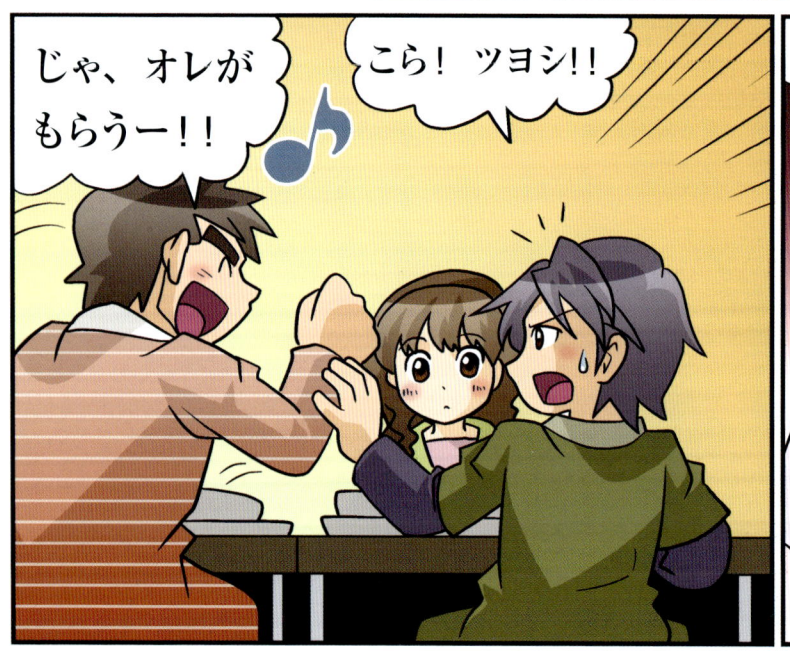
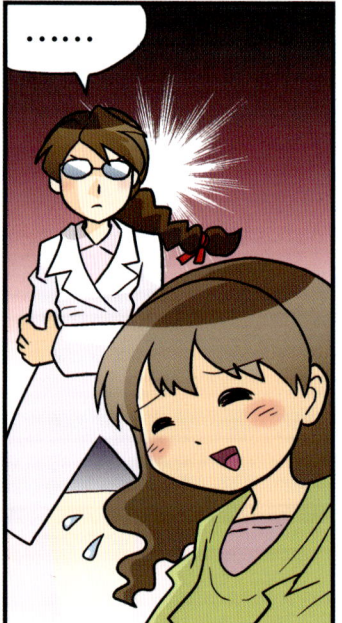

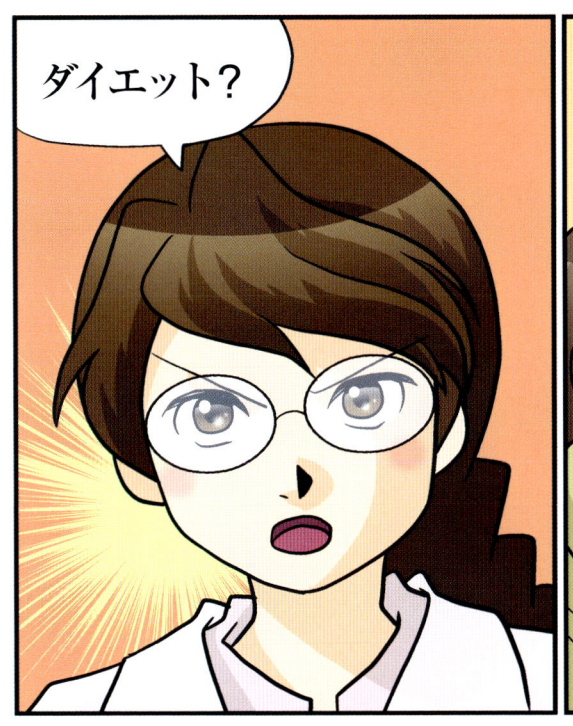
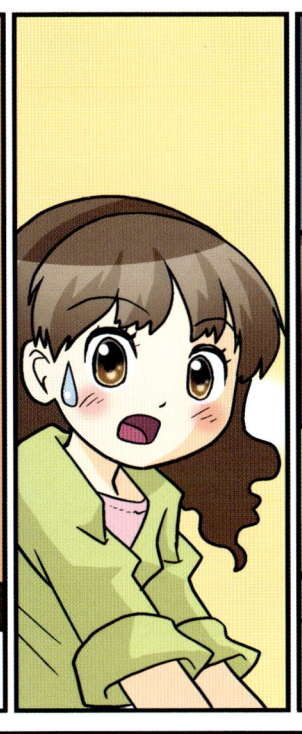
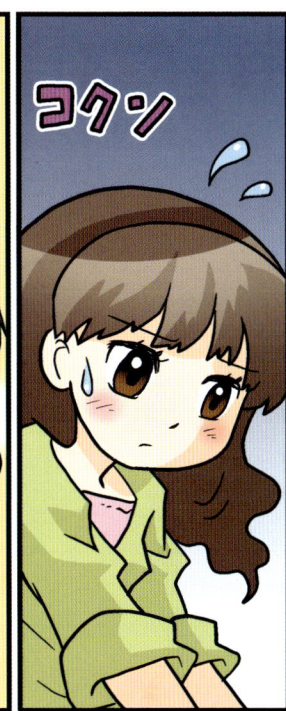
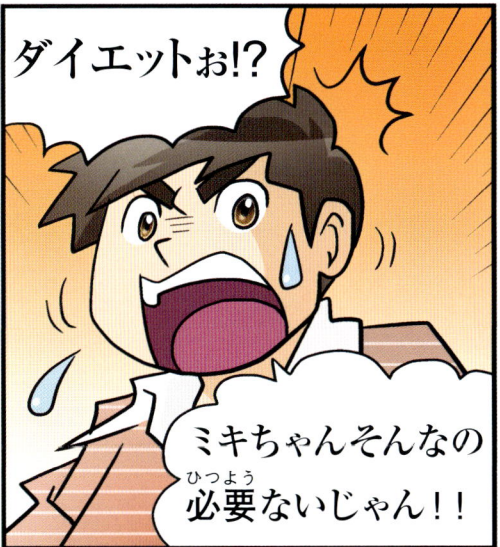
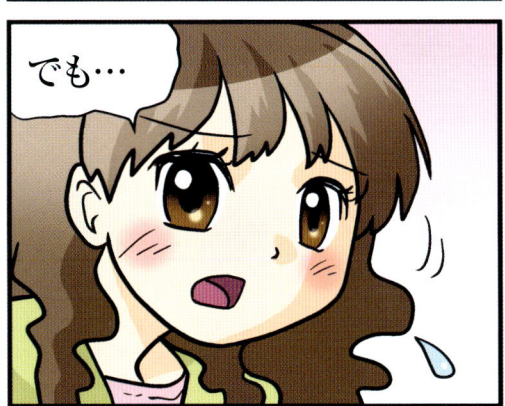
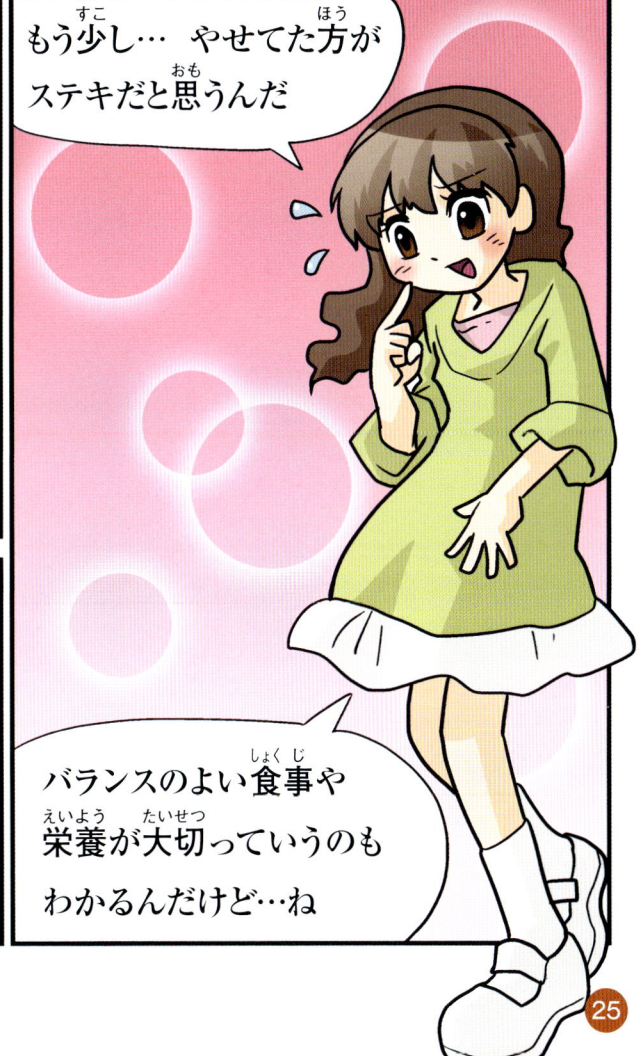

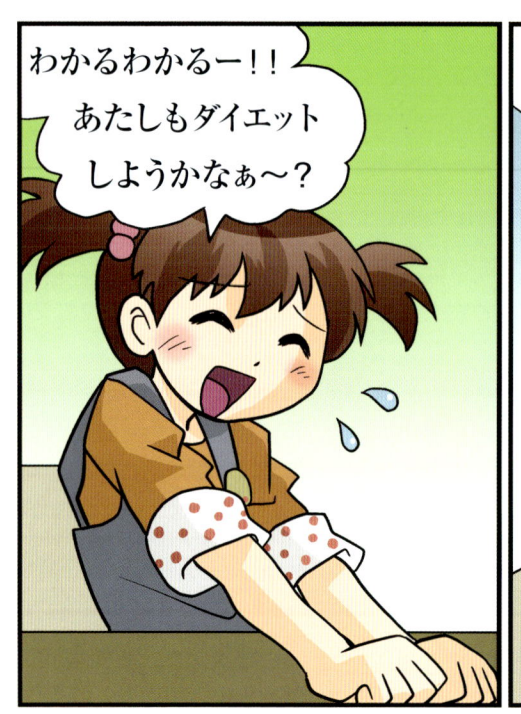
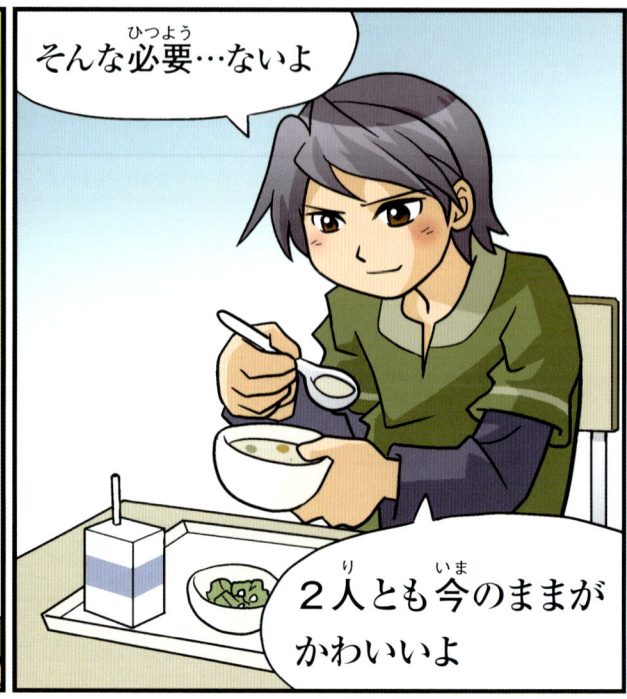
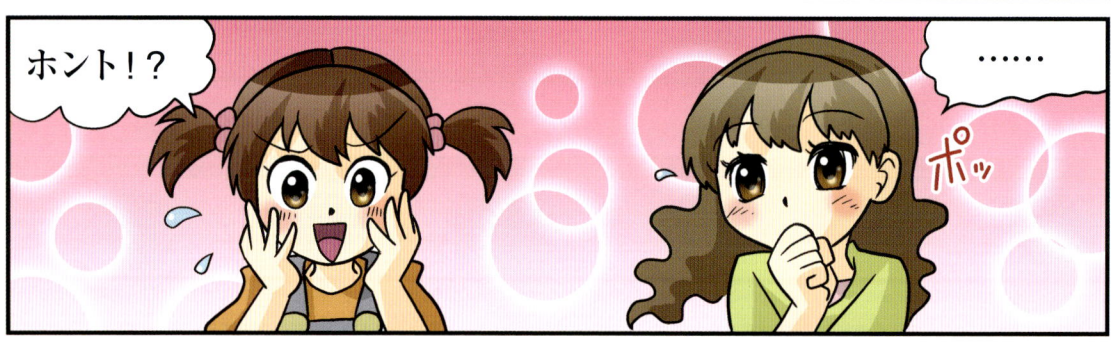
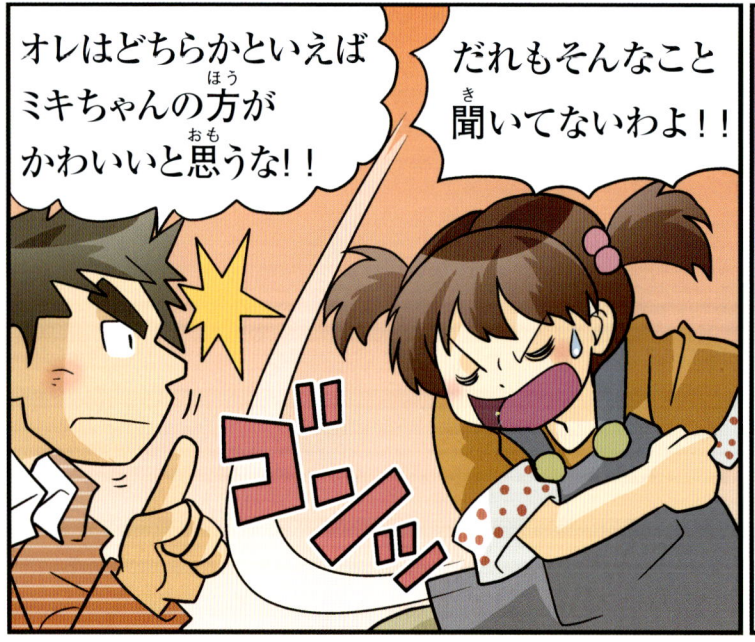
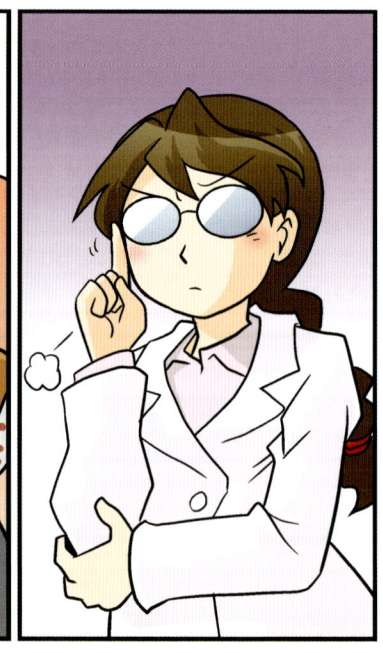

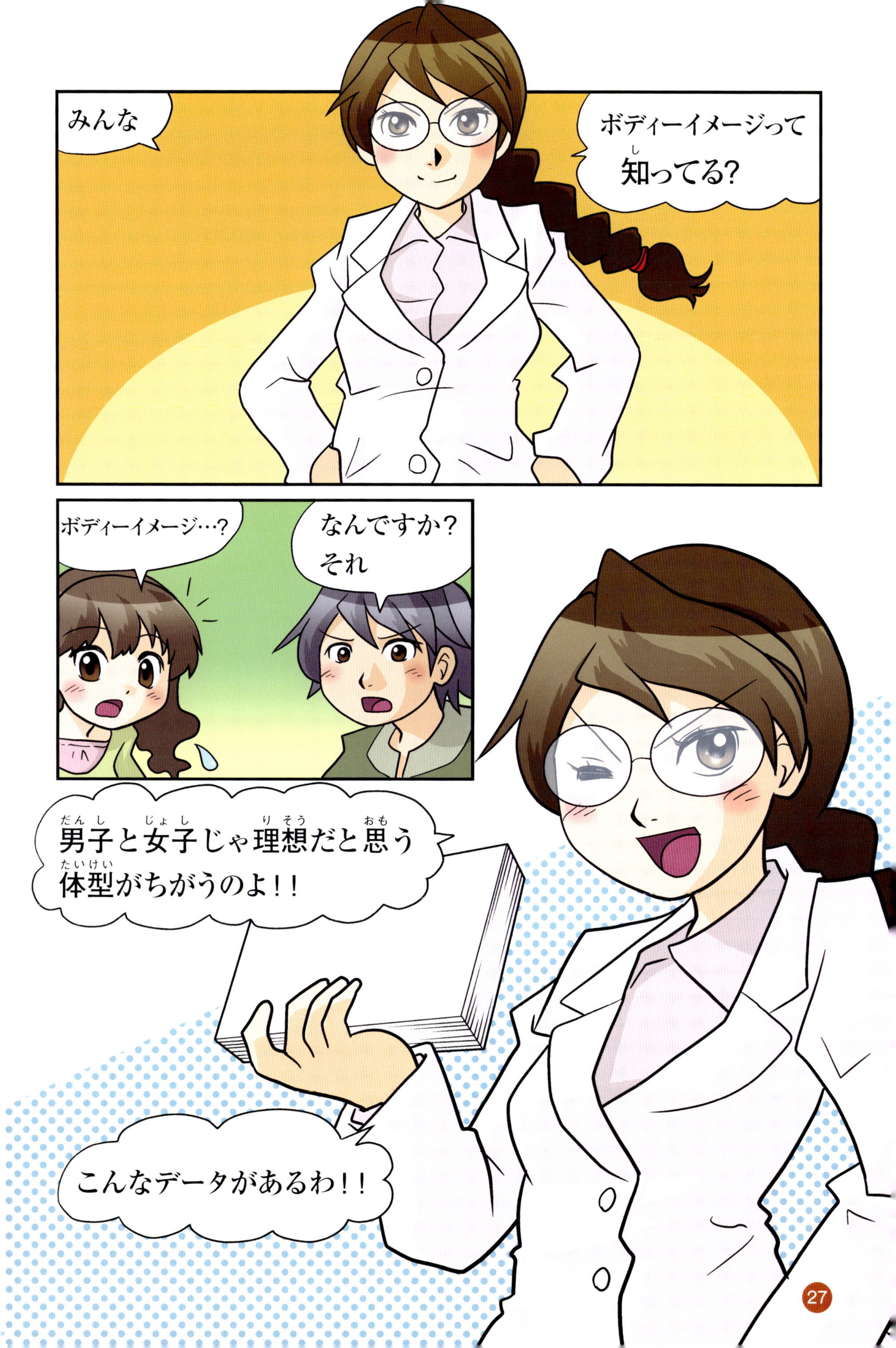

みんな　ボディーイメージって知ってる？

ボディーイメージ…？　なんですか？それ

男子と女子じゃ理想だと思う体型がちがうのよ！！

こんなデータがあるわ！！

み力的な体型って、どんな

男の子と女の子でちがう、女の子の理想体型

「今よりやせたい」と思っている女の子は多いと思います。でも、本当にやせていることがみりょく的なのでしょうか？ 下にある数種類の体型のイラストを使った調査では、女の子が理想と思う体型と男の子が理想と思う体型にちがいが出ました。

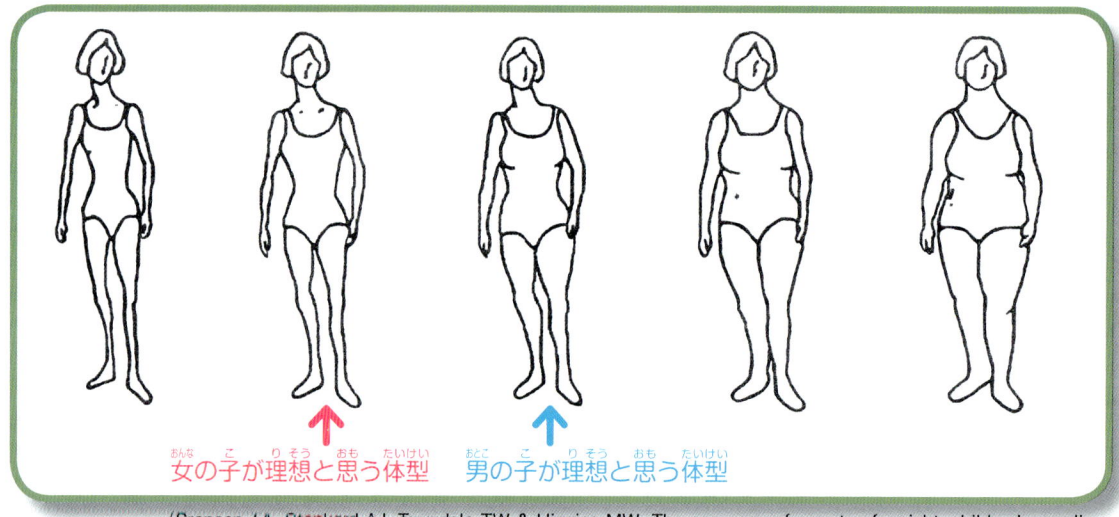

↑ 女の子が理想と思う体型　　↑ 男の子が理想と思う体型

(Srensen TA, Stankard AJ, Teasdale TW & Higgins MW. The accuracy of reports of weight: children's recall of their parent's weight 15 years earlier. *International Journal of Obesity*. 1983;7:115-122. をもとに作成)

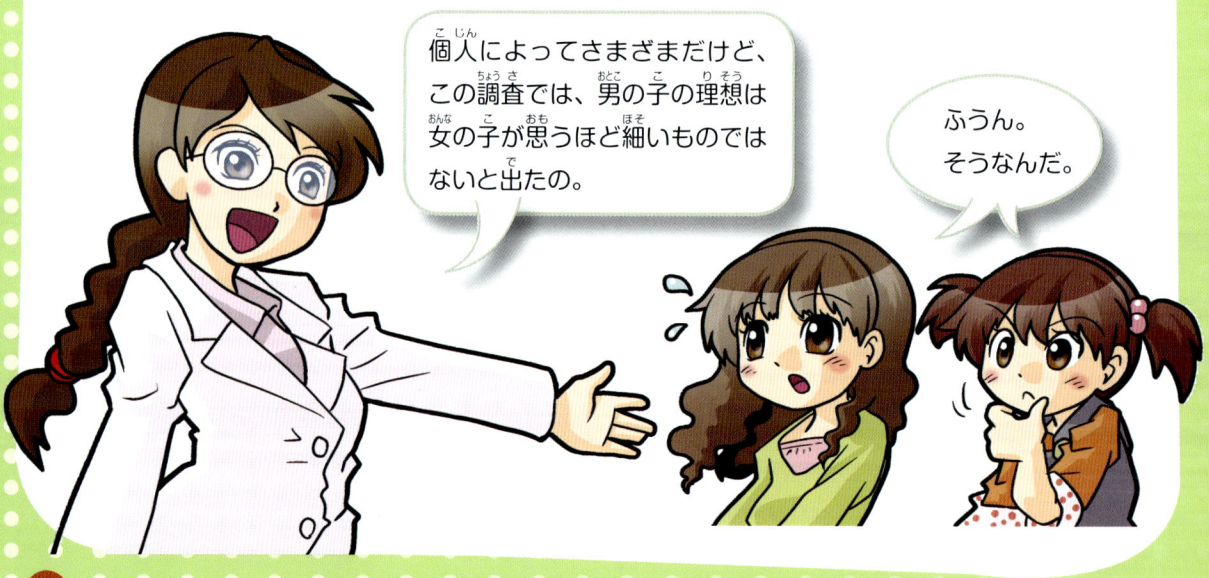

個人によってさまざまだけど、この調査では、男の子の理想は女の子が思うほど細いものではないと出たの。

ふうん。そうなんだ。

もの？

自分の体型を知ろう

右の表は、身長と体重のバランスから「肥満度」を見るものです。自分の身長と体重が交わる場所を見ると、肥満の度合いを判断することができます。自分はちょうどいい体型なのか、太っているのかやせているのかを調べてみましょう。

肥満度判定曲線を使うにあたっての注意

- 肥満度判定曲線は肥満度をきっかけに生活習慣を見直すための道具として開発しました。肥満ややせを早期に発見し、その背景にある生活習慣の歪みを正していきましょう。
- 肥満度区分別に対応の実際をあげました。ただしこれはひとつの例です。家族歴や保護者あるいは児童・生徒の考え方を尊重して弾力的に運用してください。しかしながら時には肥満度判定により医学的な問題が見つかることもあります。身長の伸びが低下したときや生活習慣だけの問題ではないと感じられるときは積極的に医学的な評価を受けることが重要です。

肥満度の分類・区分と対応の実際

肥満度の分類	区分	対応の実際
＋50％以上	高度肥満（太りすぎ）	医学的評価と積極的な指導が必要
＋30％以上 ＋50％未満	中等度肥満（やや太りすぎ）	指導が必要
＋20％以上 ＋30％未満	軽度肥満（太り気味）	要注意として指導・経過観察が必要
－10％超 ＋20％未満	標準（ふつう）	
－20％超 －10％以下	やせ	要注意として評価と経過観察が必要
－20％以下	高度やせ（やせすぎ）	医学的評価と積極的な関わりが必要

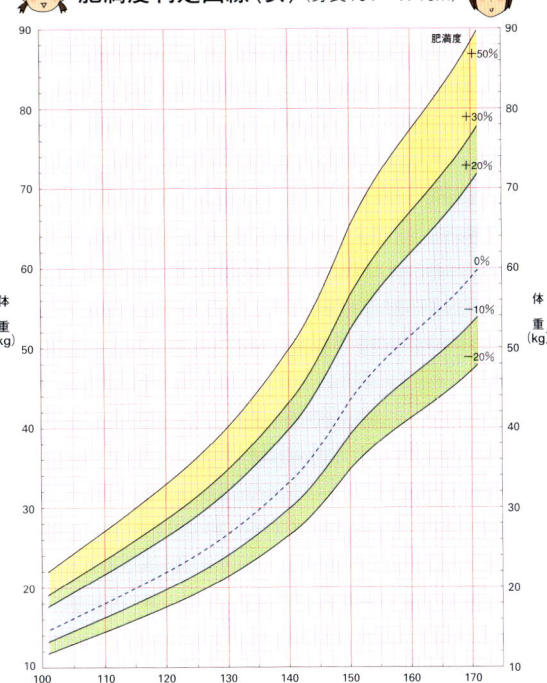

肥満度判定曲線（女）（身長101〜171cm）

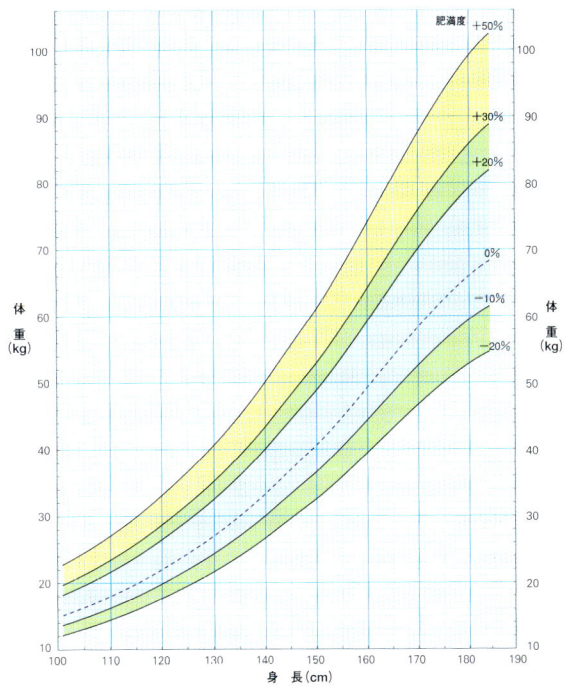

肥満度判定曲線（男）（身長101〜184cm）

©作図者　伊藤善也、藤枝憲二（旭川医科大学小児科）
　　　　　奥野晃正（日本赤十字北海道看護大学基礎科学講座）
制作・印刷　豊島印刷株式会社
発　行　　株式会社 少年写真新聞社
〒102-8232 東京都千代田区九段北1-9-12
TEL 03-3264-2624　FAX 03-5276-7785

太るわけ、やせるわけ

「太る」って、どういうこと？

わたしたちは、なぜ太るのでしょうか。単純にいうと、食べたエネルギーの量が使った量よりも多い時、余ったエネルギーが体にたくわえられるために太るのです。たくさん食べているのに少ししか動かなければ、使われなかったエネルギーが体にたくわえられ、太ってしまうのです。逆に、食事でとったエネルギーより多く動いてエネルギーを使えば、やせていくというわけです。

太る仕組み

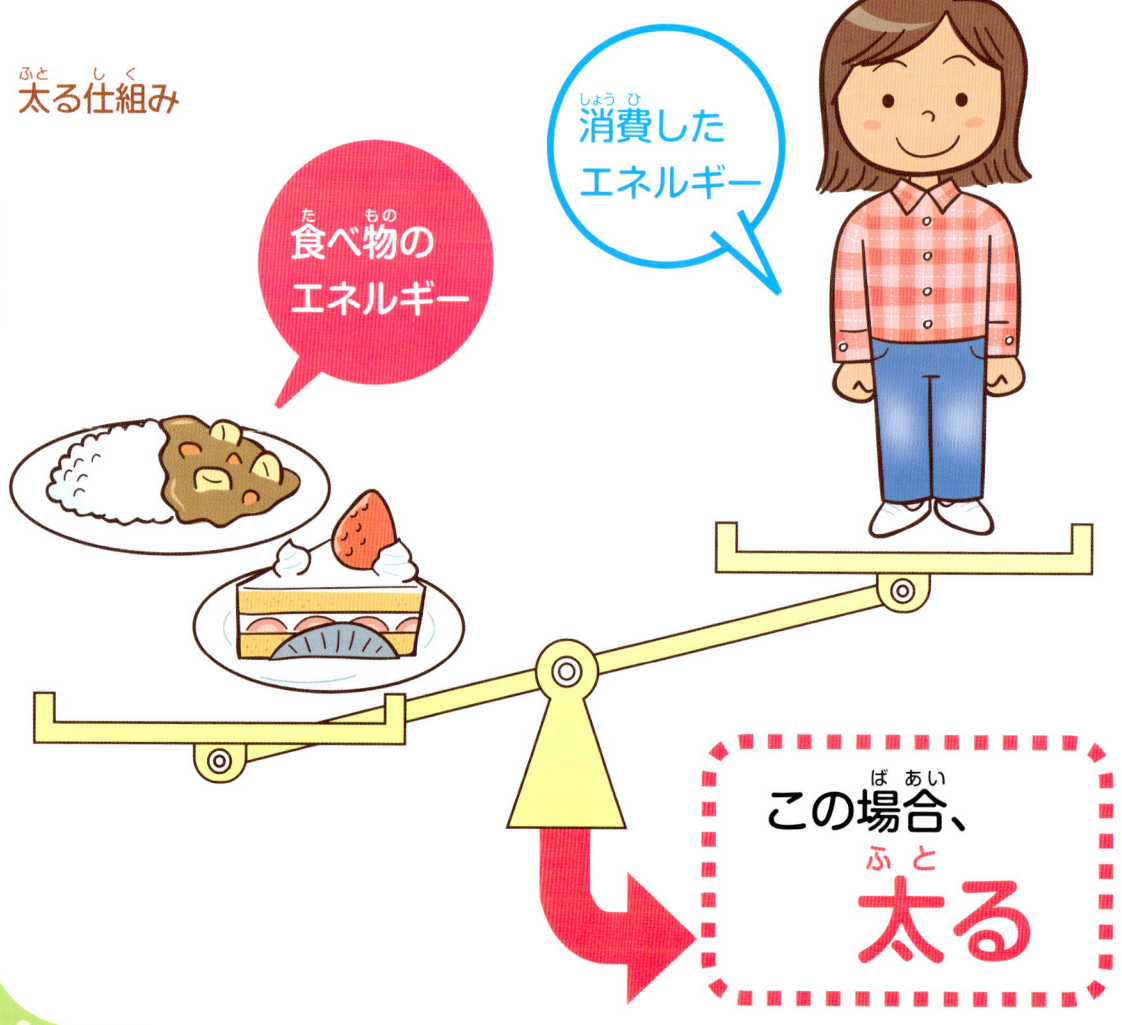

食べ物のエネルギー

消費したエネルギー

この場合、太る

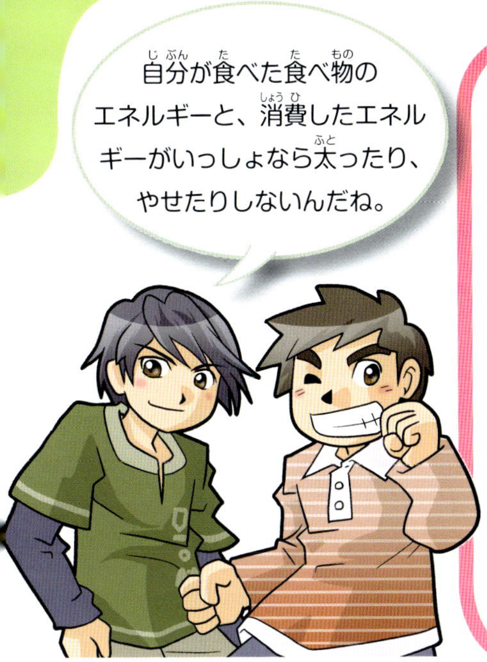

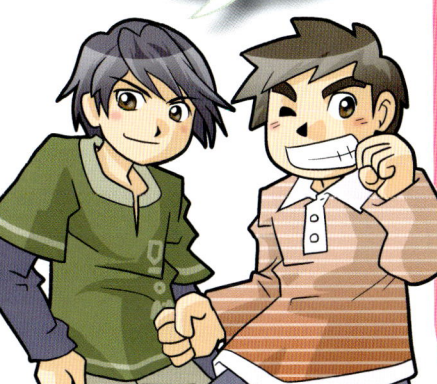

「自分が食べた食べ物のエネルギーと、消費したエネルギーがいっしょなら太ったり、やせたりしないんだね。」

コラム

食べたもののほとんどは吸収されてしまう

わたしたちが食事でとった炭水化物、たんぱく質、脂質のほとんどは、体に吸収されてしまいます。吸収された、これらの栄養素はエネルギーになるので、必要以上にとりすぎたり、とった分より運動しなかったりしていると、脂肪として体にたくわえられて太っていきます。

やせる仕組み

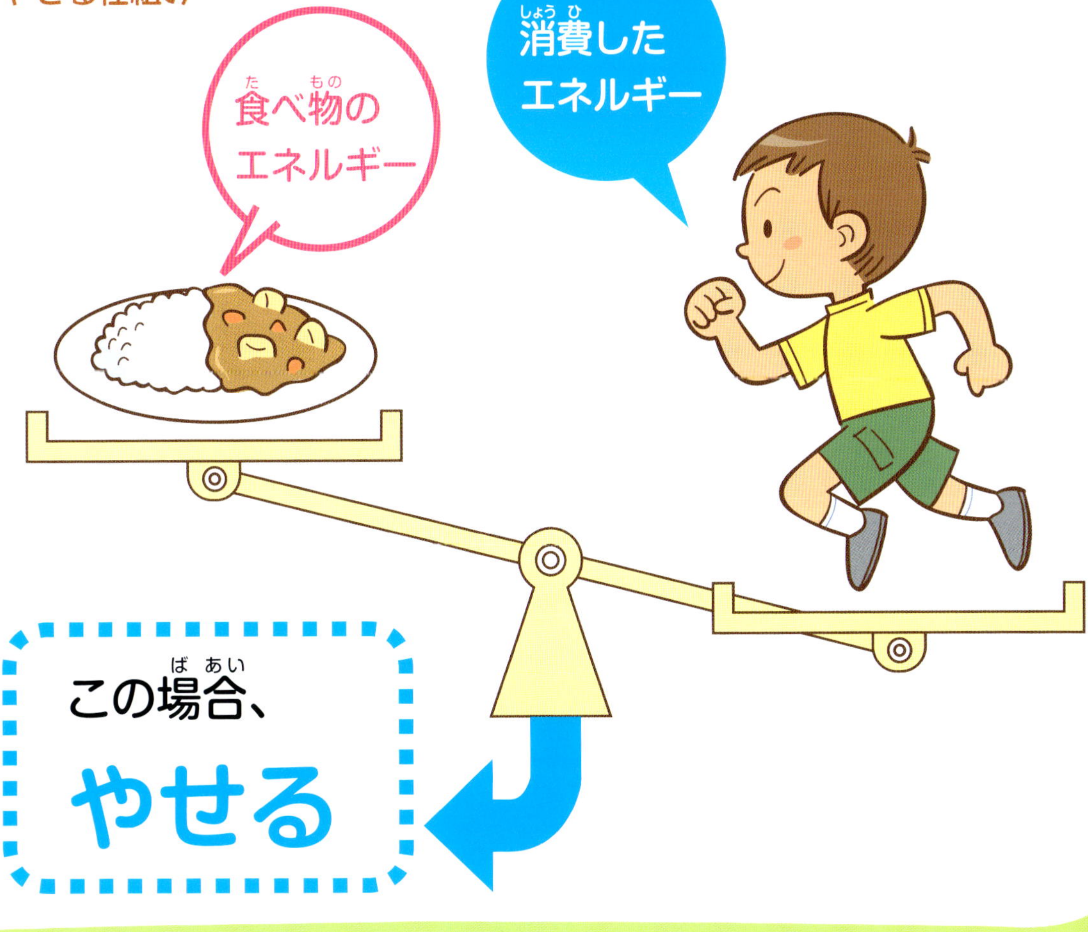

食べ物のエネルギー

消費したエネルギー

この場合、**やせる**

生きるために必要なエネル

「基そ代謝」って知っている？

「基そ代謝」という言葉を知っていますか？「基そ代謝」とは、人間が何もしない状態でも、生きていくためにこれだけは必要、というエネルギーの量のことです。何もしない状態でも、心臓や肺などを動かしたり、脳が活動したり、また筋肉や肝臓は古いものがこわされて、新しいものがつくられるなど、体の中ではエネルギーをたくさん必要としているのです。

エネルギー消費量の中身

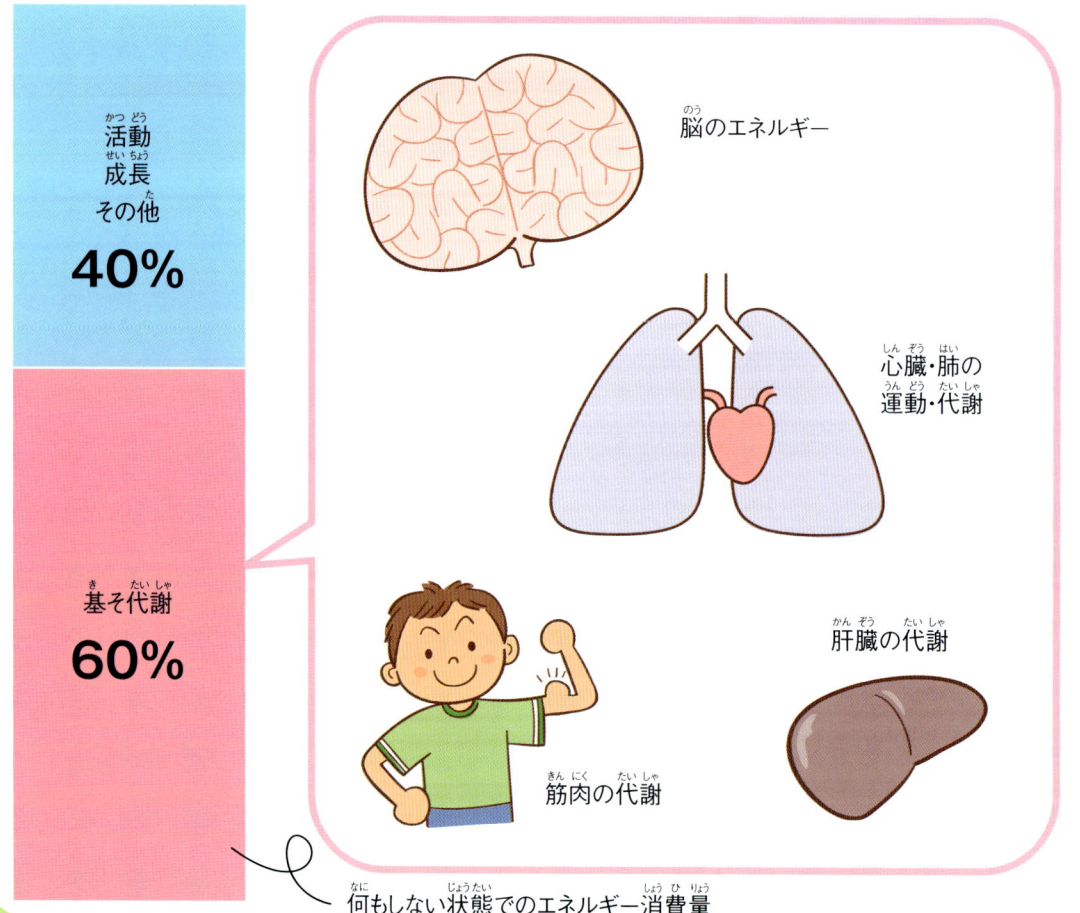

活動 成長 その他 40%

基そ代謝 60%

脳のエネルギー

心臓・肺の運動・代謝

筋肉の代謝

肝臓の代謝

何もしない状態でのエネルギー消費量

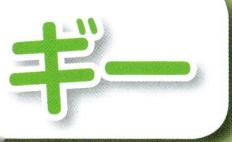

子どもには、成長するためのエネルギーも大切！

小学生の今は、どんどん体が大きくなる成長期です。成長する時には、体をつくるためのたんぱく質が必要なのはもちろん、体を動かすためのエネルギーとして炭水化物などをきちんととることが大切です。また、これらの栄養素を体の中で効果的に吸収させるためには、ビタミンなどの栄養素も必要になってきますから、いろいろなものをバランスよく食べるようにしましょう。

子どもの成長（年れいごとの平均身長と体重）

1歳の平均身長・体重…
（厚生労働省「21世紀出生児縦断調査」より）
6～15歳の平均身長・体重…
（文部科学省平成20年度「学校保健統計調査」より）

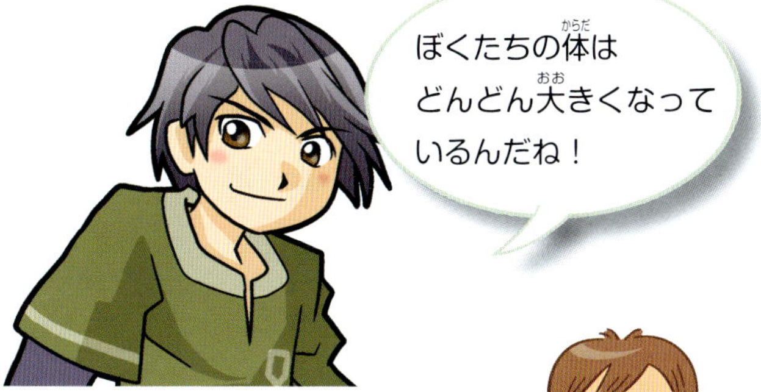

ぼくたちの体はどんどん大きくなっているんだね！

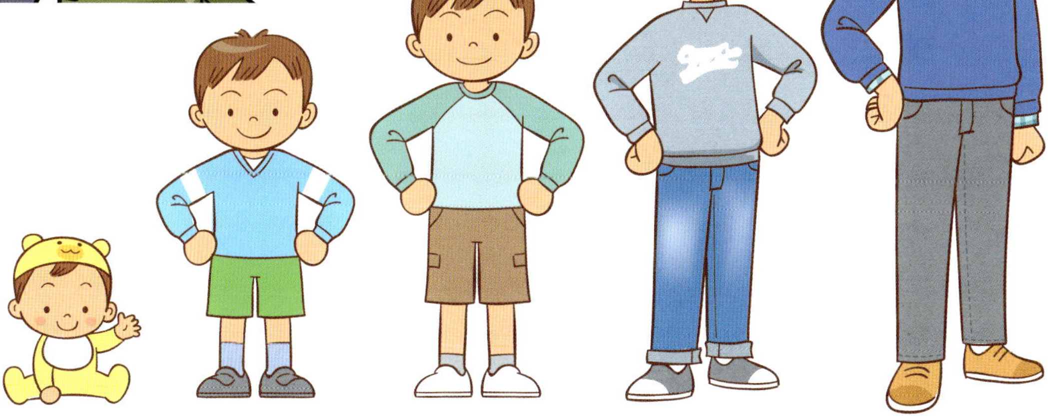

1歳	6歳	10歳	12歳	15歳
81.1cm	116.7cm	138.9cm	152.6cm	168.3cm
10.9kg	21.5kg	34.3kg	44.5kg	59.8kg

やってみよう！ みんなはどんなふうに大きくなってきたのかな？今までの、そしてこれからの成長記録をつくってみよう！

動くために必要なエネル

活動するためにはどのくらいエネルギーが必要かな？

「基そ代謝」のエネルギーに加え、わたしたちは活動することによってエネルギーを消費しています。

「カロリー」という言葉を聞いたことがありますか。食べたものから

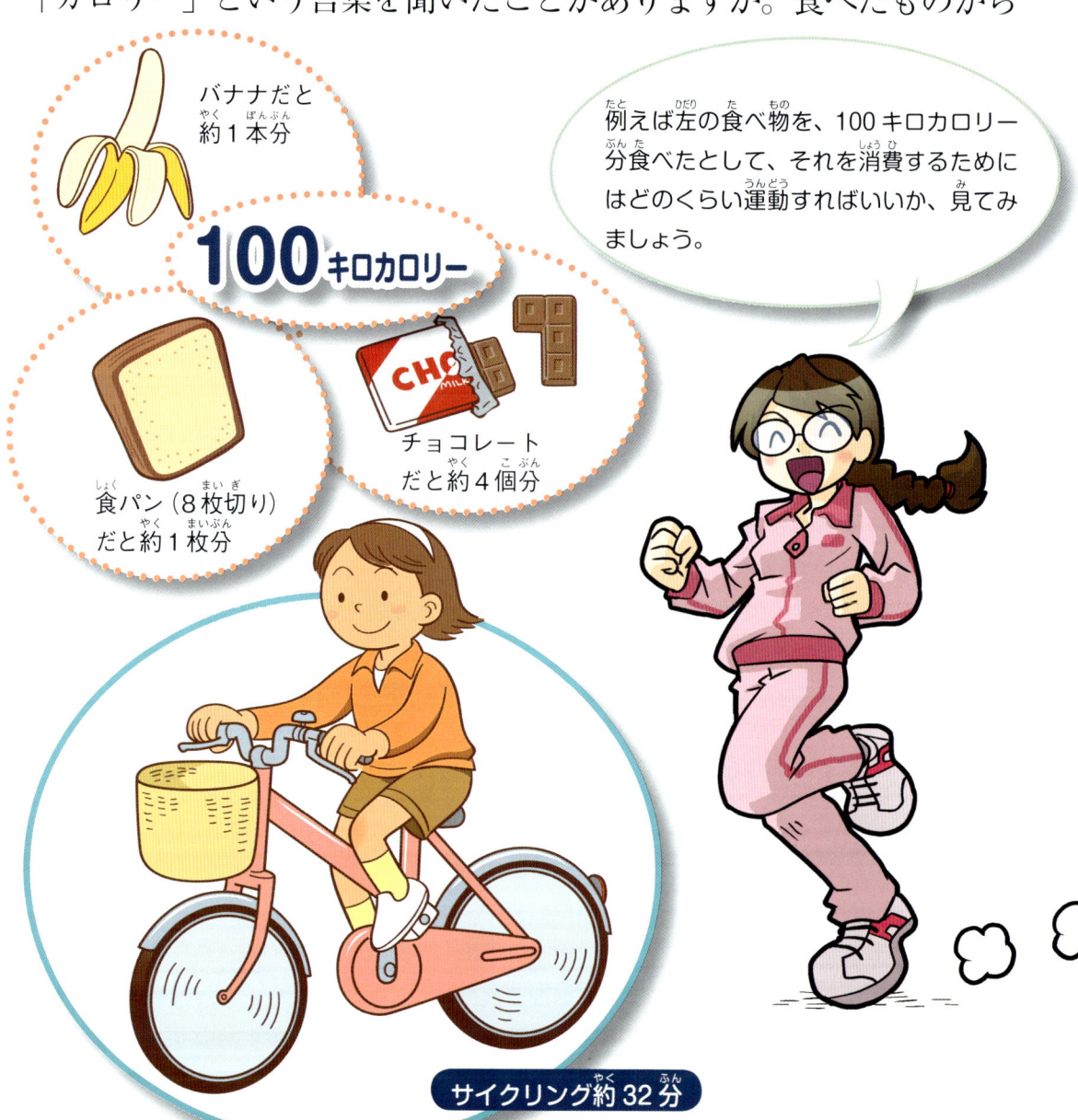

バナナだと約1本分

100キロカロリー

食パン（8枚切り）だと約1枚分

チョコレートだと約4個分

例えば左の食べ物を、100キロカロリー分食べたとして、それを消費するためにはどのくらい運動すればいいか、見てみましょう。

サイクリング約32分

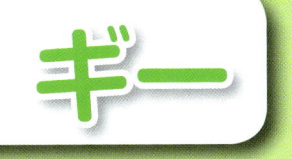

生まれるエネルギーの量をはかる単位のことです。1000カロリーは1キロカロリーです。運動したり勉強したりして使われるエネルギーは、実はそんなに多くありません。とりすぎたエネルギーを消費するのは、意外に大変なことなのです。

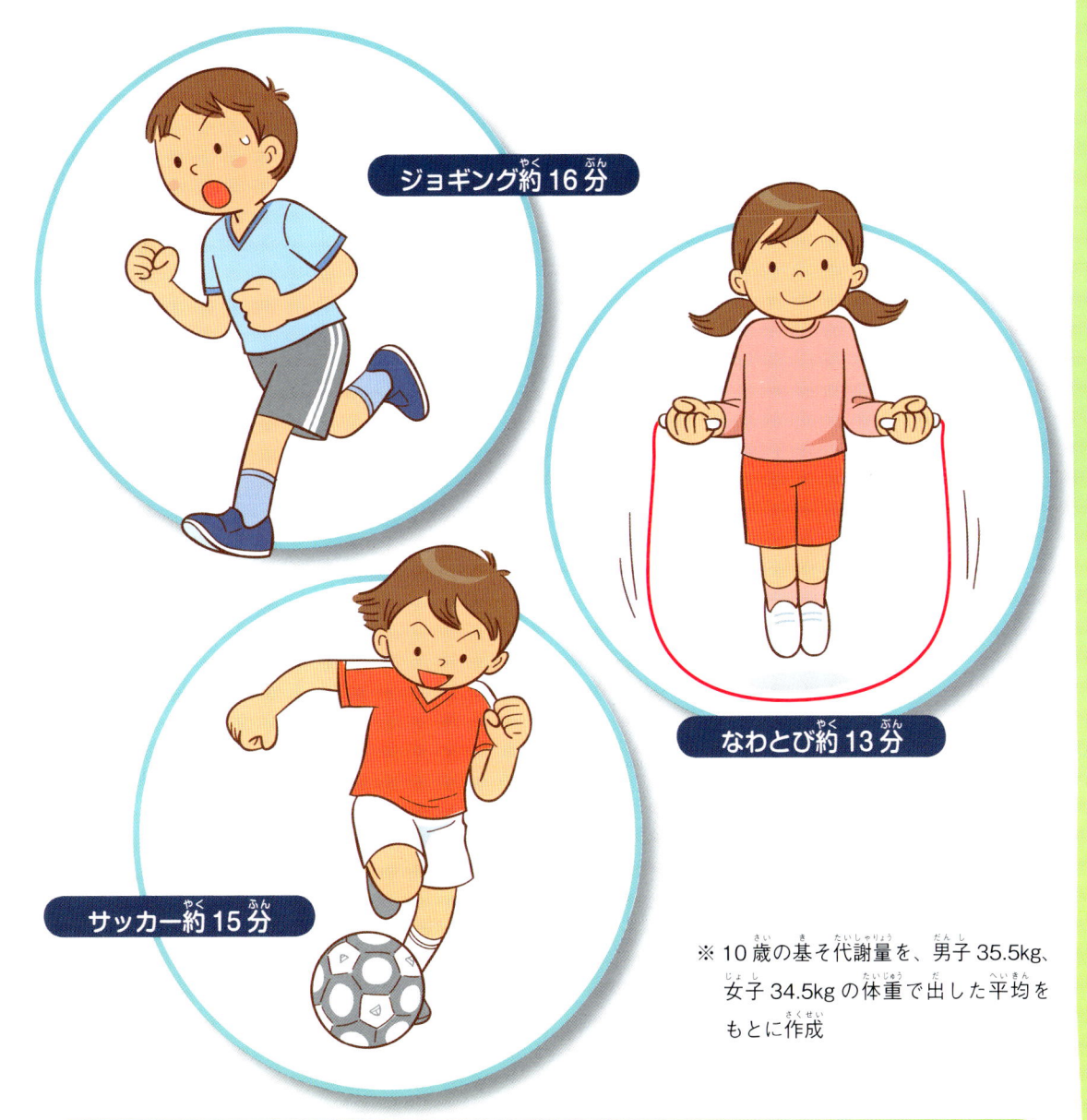

ジョギング約16分

なわとび約13分

サッカー約15分

※ 10歳の基そ代謝量を、男子35.5kg、女子34.5kgの体重で出した平均をもとに作成

やってみよう! みんなは毎日どれだけ運動しているかな? 実際に100キロカロリー分の運動をしてみよう!

肥満とダイエット

ダイエットが必要な場合

　肥満は、食べすぎや運動不足によって起こります。標準体重の範囲をこえた、度をこした肥満は、そこから生活習慣病などにつながることが多いので、ダイエットをして標準体重内にもどす必要があります。ダイエットを行う際、自分ひとりで行うと無理をしたり、間ちがったりすることがあるので、養護教諭・栄養教諭（学校栄養職員）の先生に相談しましょう。

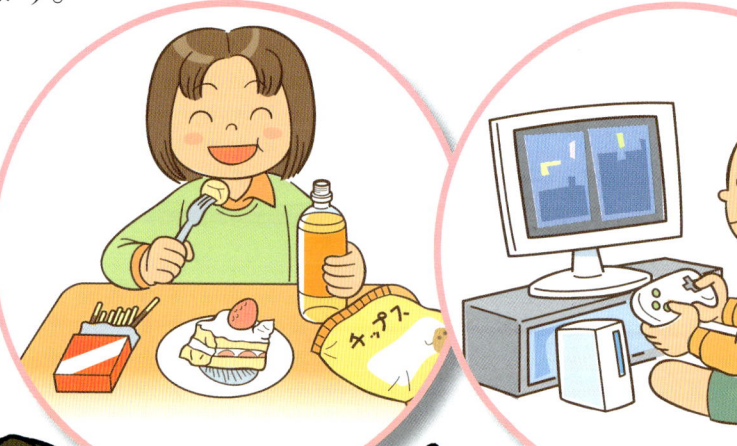

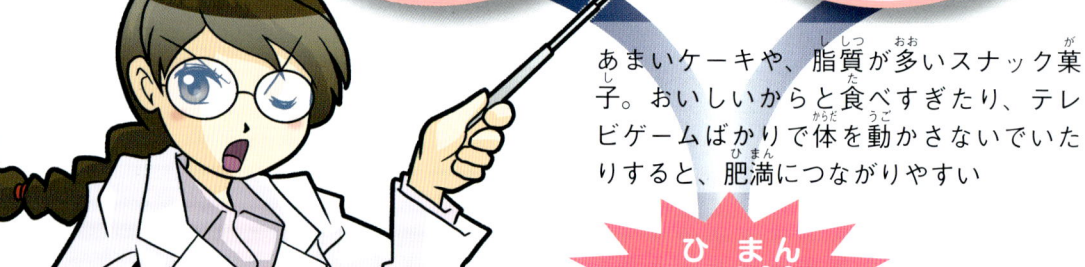

肥満の原因

あまいケーキや、脂質が多いスナック菓子。おいしいからと食べすぎたり、テレビゲームばかりで体を動かさないでいたりすると、肥満につながりやすい

肥満

このように肥満になってしまったら、ダイエットが必要です！

生活習慣病って、何？

　生活習慣病は、毎日のよくない生活習慣の積み重ねで起こる病気のことです。2型糖尿病※や心臓病など、さまざまな病気があり、日本人の3分の2近くの人が生活習慣病がもとでなくなっているといわれています。今まではおとながかかる病気だと考えられてきましたが、最近では子どもでも生活習慣病にかかる人が増えています。肥満は、生活習慣病のもっとも大きな原因のひとつです。

※糖尿病は1型と2型の2種類にわけられる。2型は生活習慣が原因とされているが、1型の原因は、まだわかっていない

生活習慣病の原因

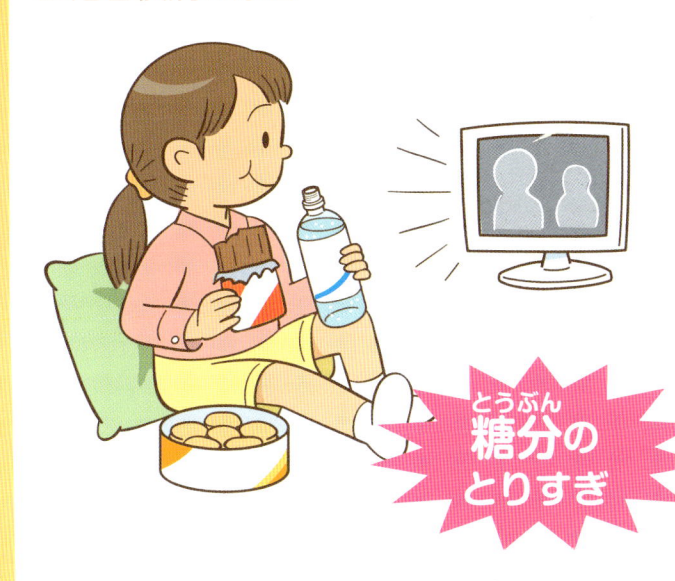

食べすぎや運動不足からくる肥満は生活習慣病の大きな原因。特に、糖分のとりすぎや、塩分・脂質のとりすぎは、糖尿病・高血圧症につながりやすい

糖分のとりすぎ

塩分・脂質のとりすぎ

身の回りのお菓子にはあまいものやしょっぱいもの、脂質の多いものがたくさんあるから、気をつけないと！

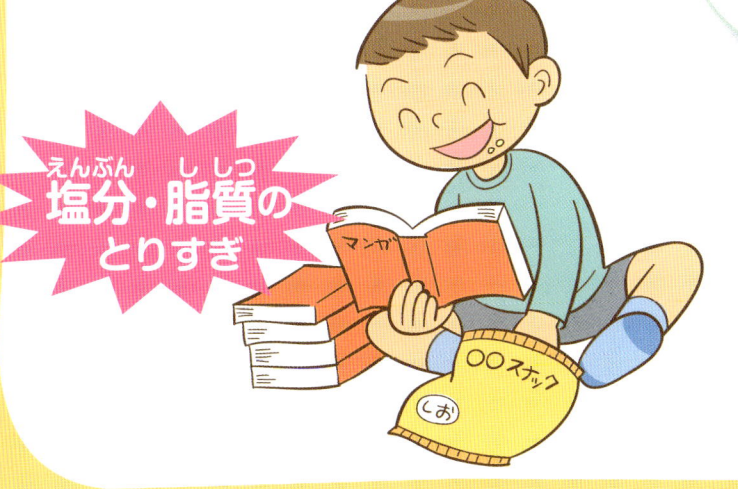

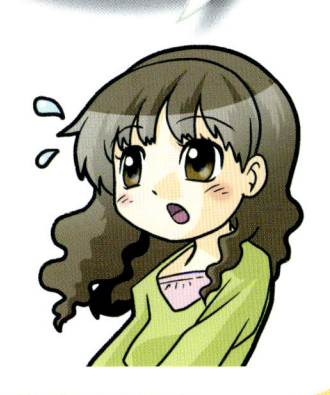

都合のいいダイエットを信じちゃダメ！

ダイエットの基本は「無理なく、ゆっくり、健康に」。あせらずにじょじょに体重を減らしていくことが、健康的なダイエットです。最近は「飲むだけでやせる」「運動しなくてもやせる」などと、テレビや雑誌で紹介されているものがたくさんあります。しかし、あまり手軽すぎるものや極たんなものは間違った情報であることが多いのです。実際に事故になってしまったこともあるので、気をつけましょう。

運動しなくても **やせる**
どんなに食べても **大丈夫**

before　after

あっという間にやせる
かんたんに **やせる**
サプリメント
だれでものむだけで やせる

> テレビや雑誌には、いろいろなダイエット商品の広告がのっているけど、中にはあやしいものがあるから、真に受けちゃダメ！！

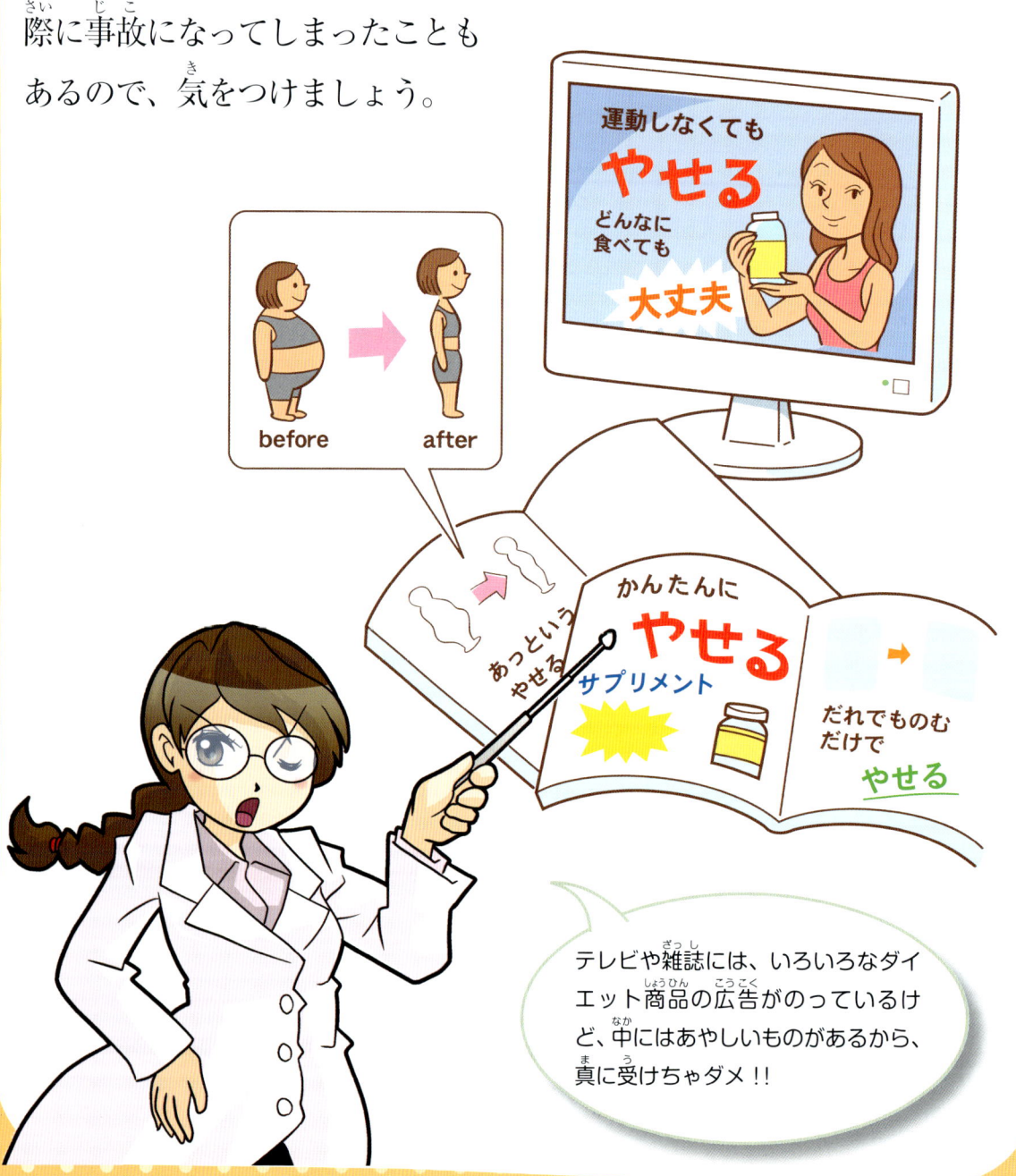

健康的な体づくり

　健康的なダイエットの基本は、食べるエネルギーの量より、使うエネルギーを多くすることです。食事のエネルギーを減らす時は、不足する栄養がないようにいろいろな食品をとりながら、全体でエネルギーの量を減らします。

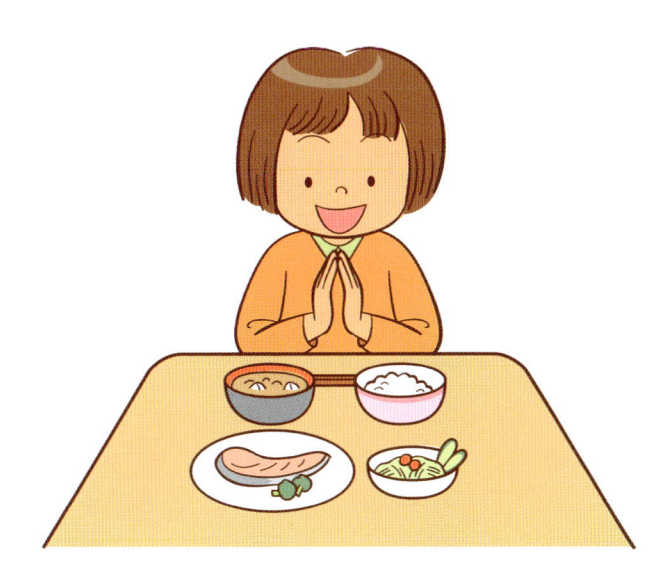

　ダイエットといっても、食事はきちんととる。栄養不足にならないようにいろいろな食品をとりながら、全体のエネルギー量を減らす。自分ひとりでは難しいので専門の先生に話を聞くことが大事

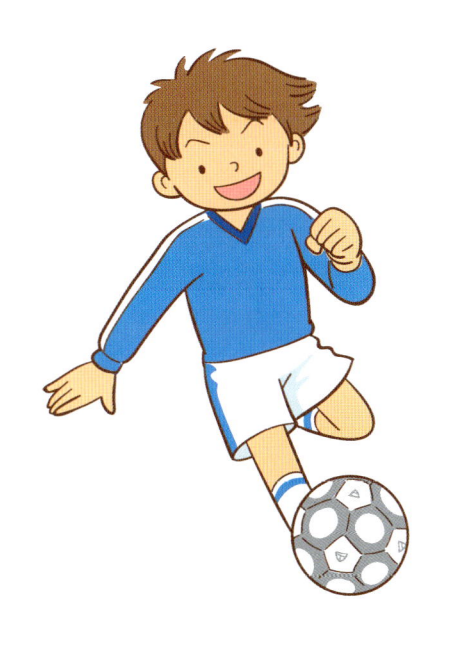

　健康的な体づくりには、運動はとても大事。サッカーなどのスポーツをやったり、朝、ジョギングをしたりするなど、しっかり体を動かそう

極たんなダイエットの影

こんなダイエット、していないかな？

　りんごダイエットやバナナダイエットなど、ひとつのものだけを食べるダイエットや、まったく食事をとらない「絶食」など、よく聞くダイエットには極たんなものが少なくありません。しかし、このような極たんなダイエットは間ちがいです。食事をぬいたり、ひとつのものだけを食べたりすると、成長期に必要な栄養素がとれず、体に悪い影響をあたえてしまいます。

間ちがったダイエット

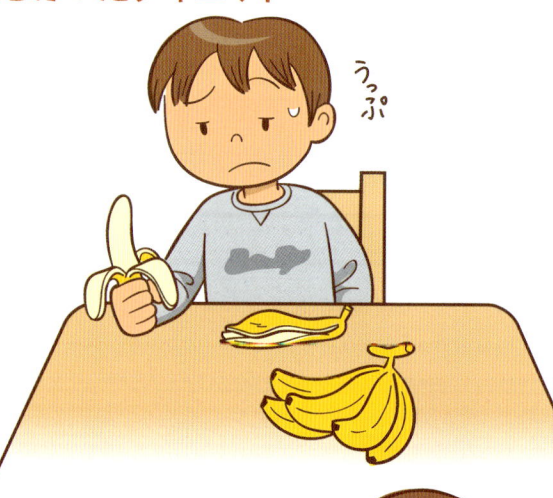

うっぷ

りんごだけ食べる、バナナだけ食べるなどの1品ダイエットは間ちがい！

食事を一食ぬいたり、まったく食事をとらなかったりするダイエットも間ちがい！

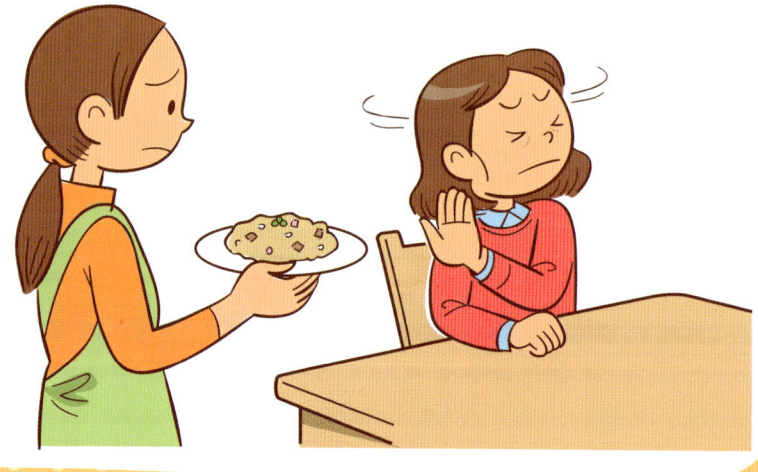

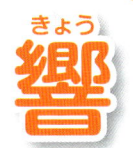

響 無理なダイエットで病気に

食事をぬいたり、急に食べる量を減らしたりして無理なダイエットをすると、必要な栄養素が足りずに病気になることがあります。特に、鉄が不足すると、「貧血」になったり、カルシウムが不足すると、将来「骨そしょう症」になったりします。貧血は体内の鉄が不足してつかれやすくなったり、めまいが起こったりする病気です。骨そしょう症は骨がもろく、すかすかになってしまう病気で、ちょっとしたことでも骨折しやすくなります。

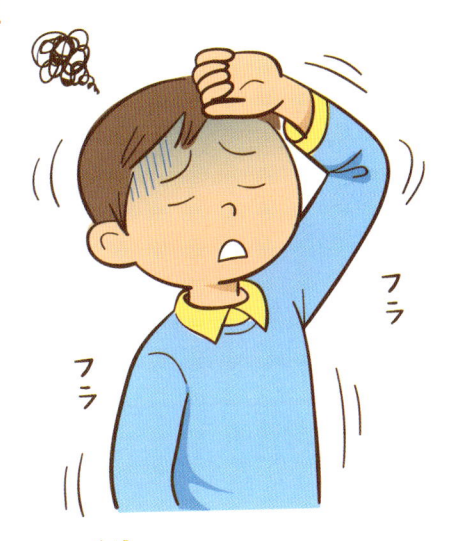

貧血

鉄が不足すると貧血になる危険がある。鉄は血液中の酸素を運ぶヘモグロビンの原料になるので、不足すると全身に運ばれる酸素の量が少なくなり、めまいや頭痛を起こしたり、耳鳴りや息切れを起こしたり、つかれやすくなったりする

骨そしょう症

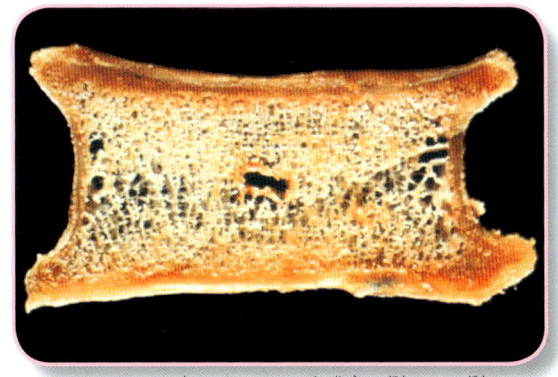

カルシウムが足りている正常な骨は、骨の密度が高い

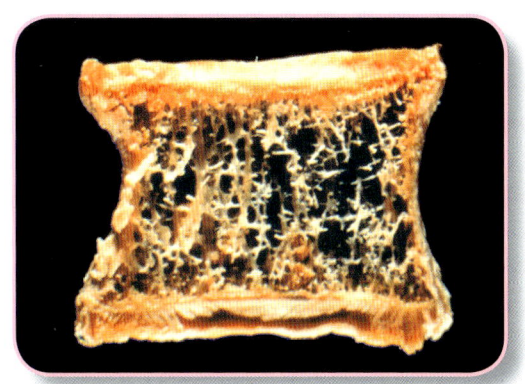

カルシウム不足が続いて、骨そしょう症になった骨は、密度が低くすかすかになる

（写真提供：浜松医科大学名誉教授　井上哲郎先生）

女の子特有の影響

女の子の体は、将来赤ちゃんを産むための準備を今からはじめています。そのために、ホルモンという物質が働いて、体を守るために脂肪をつけ、ふっくらした体にしていきます。それがいやだからと無理なダイエットをすると、ホルモンがうまく働かず、赤ちゃんを産むための働きである生理のリズムがくずれたり、止まったりすることもあります。体がふっくらするのは、この時期、自然なことなのです。

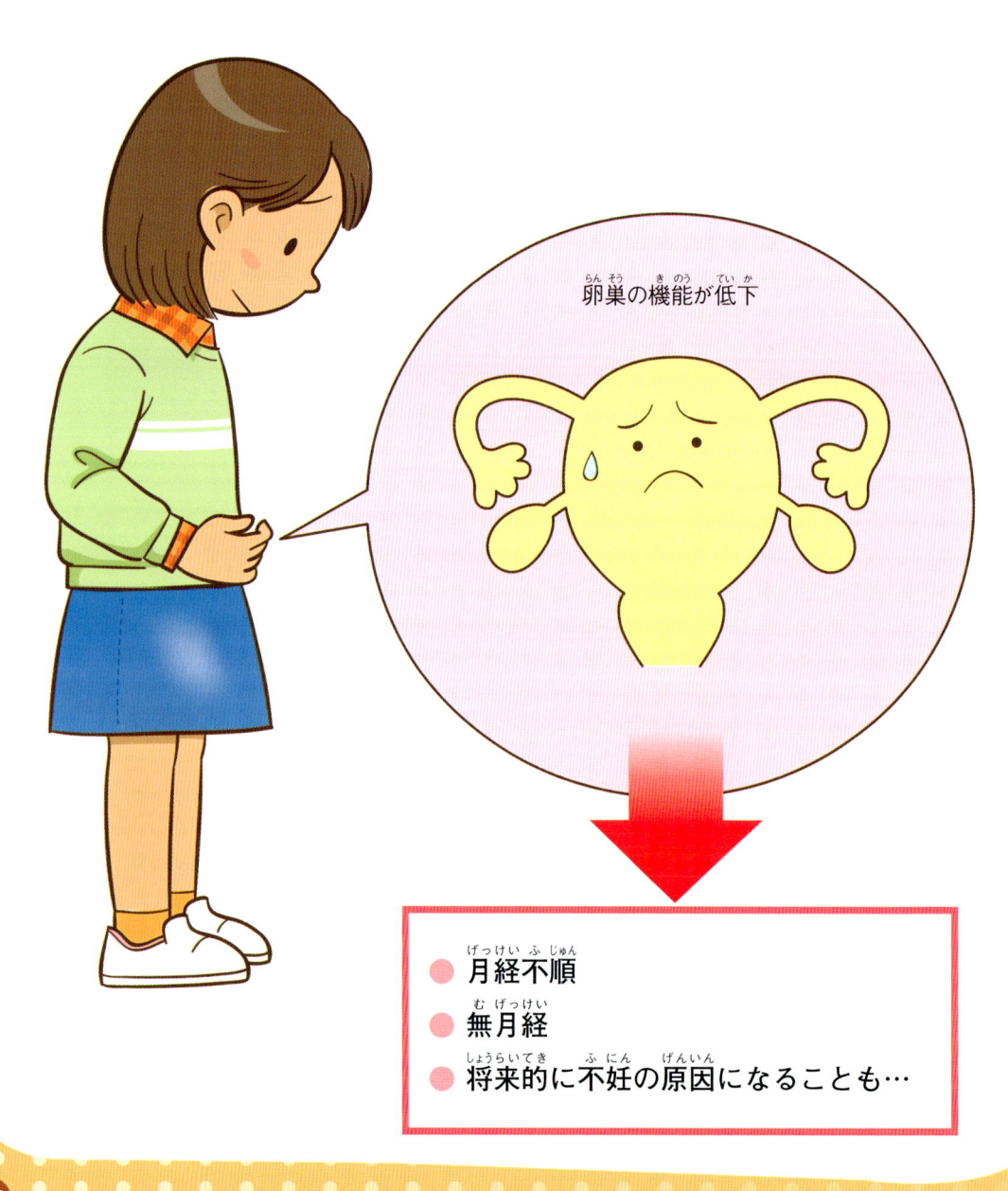

卵巣の機能が低下

- 月経不順
- 無月経
- 将来的に不妊の原因になることも…

拒食症と過食症

　行きすぎたダイエットからくる病気は、体にかかわるものだけではありません。「拒食症」や「過食症」などの、心の病気になることもあります。どちらも、かかってしまうと自分の気持ちだけでは止められないことが多く、健康的に食事がとれなくなってしまうため、体への影響が大きい、危険な病気です。

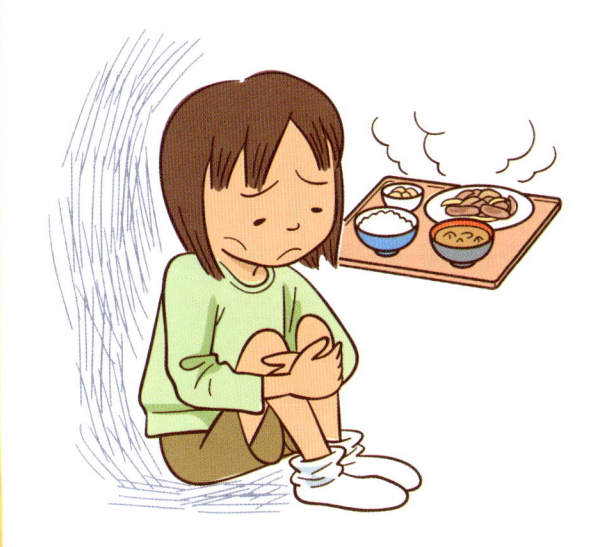

　拒食症は、ダイエットをすることそのものが目的になってしまう病気。どんなにがりがりにやせていても自分は太っていると感じ、食べ物を食べずにどんどんやせていってしまう

　過食症は、拒食症とは逆に、際限なく食べ物を食べ続けてしまう病気。ものすごくたくさん食べた後に、食べたものをはいたり絶食したりして、急激にダイエットをし、バランスをとるようなことをする

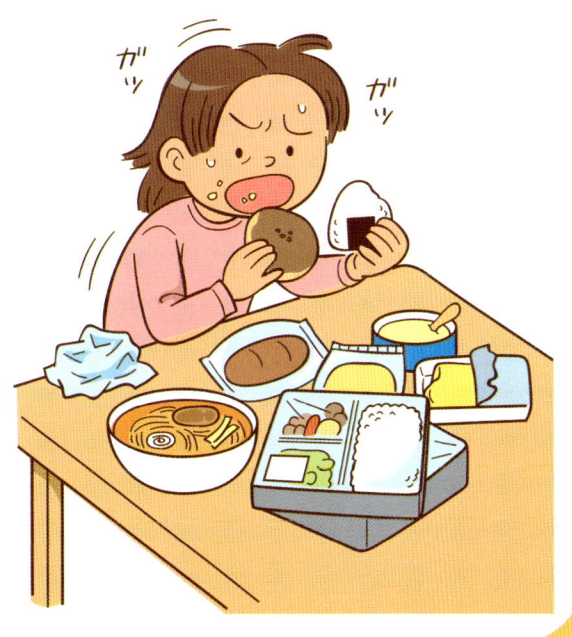

将来のからだ

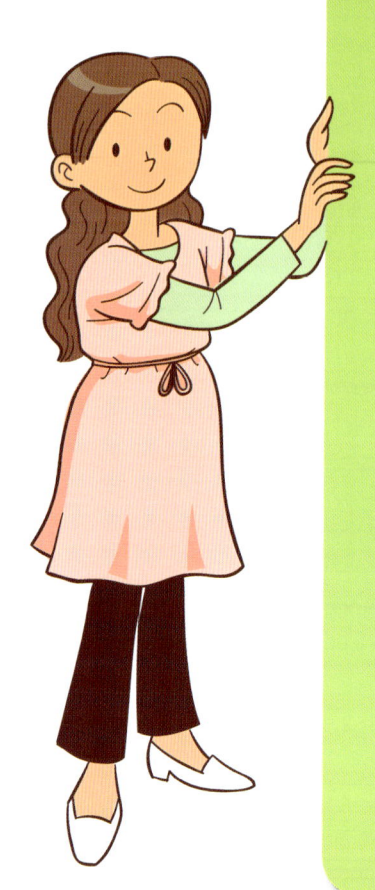

小学生の今の時期は、体をつくる大切な時期です。栄養バランスのよい食事をしっかりとって、きちんと運動することで、健康でじょうぶな体をつくることが何よりも大事で

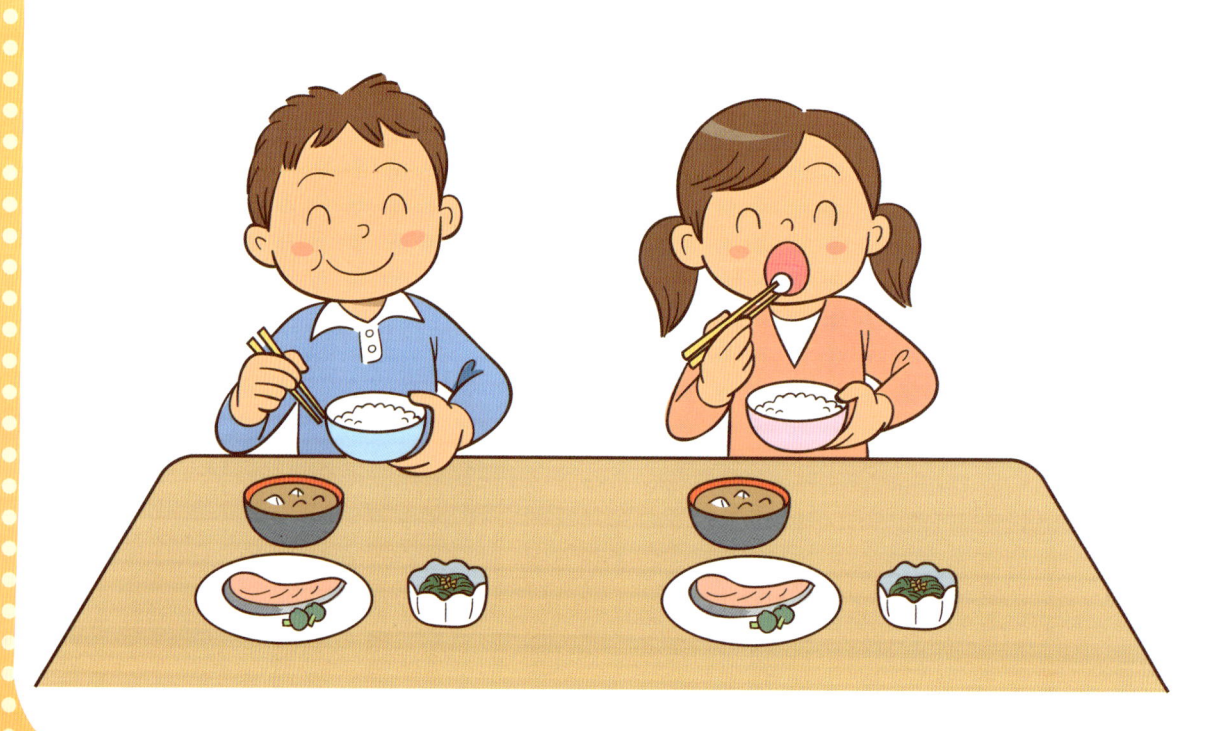

ためのづくり

す。おとなになった時には「体が資本」。どんなことをするにしても、健康な体ならしっかりがんばれます。成長期の今、自分の体をしっかりと育てましょう。

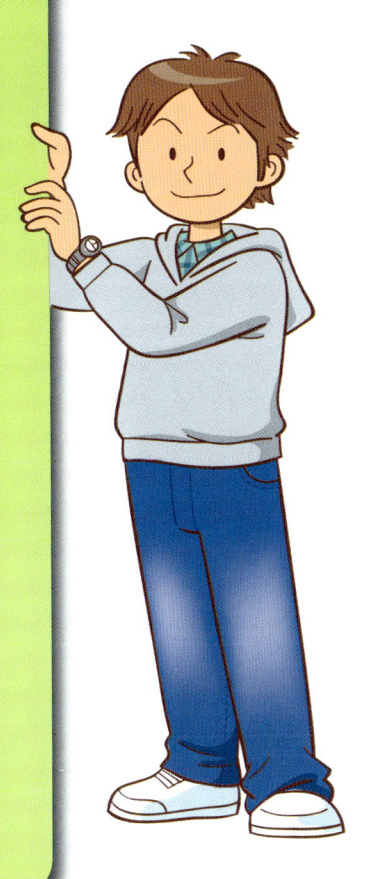

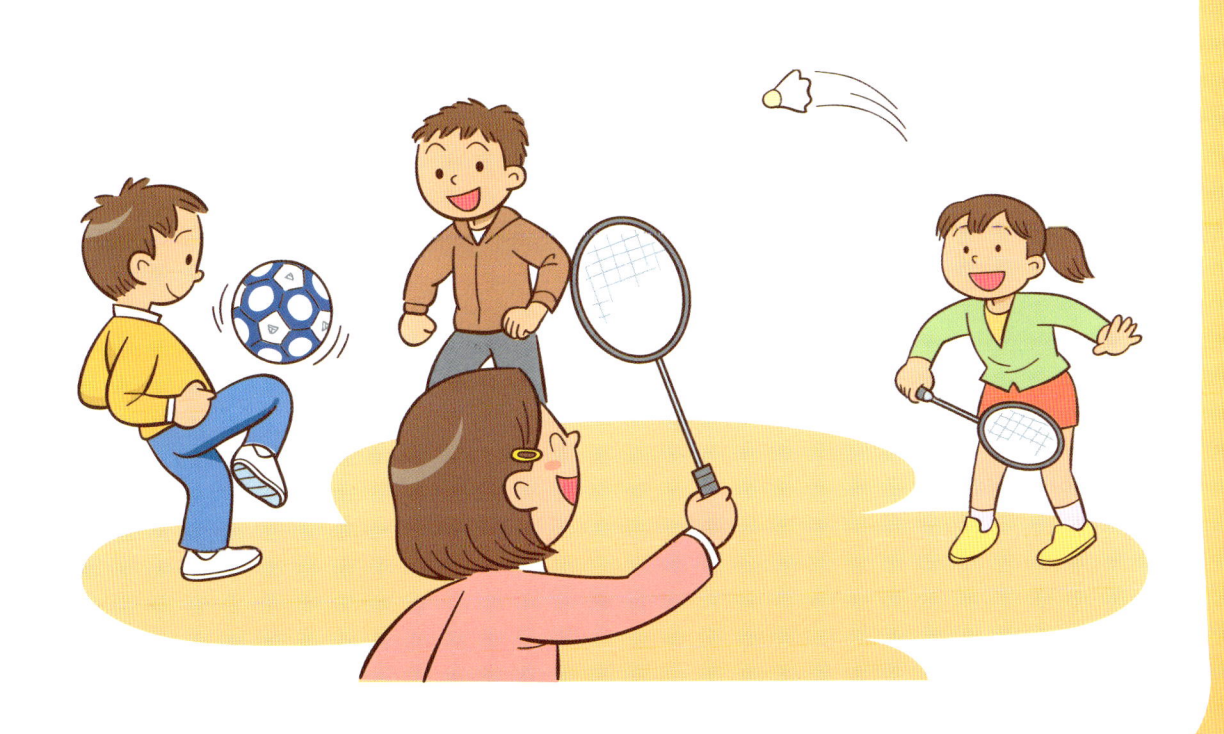

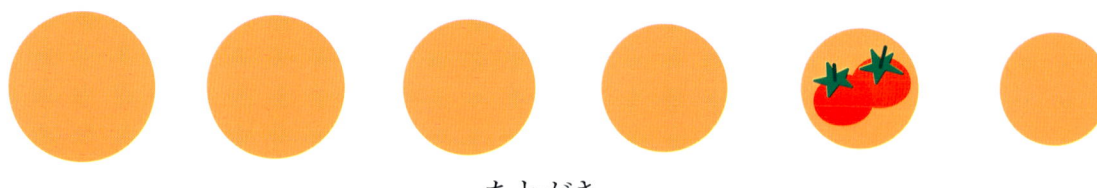

あとがき

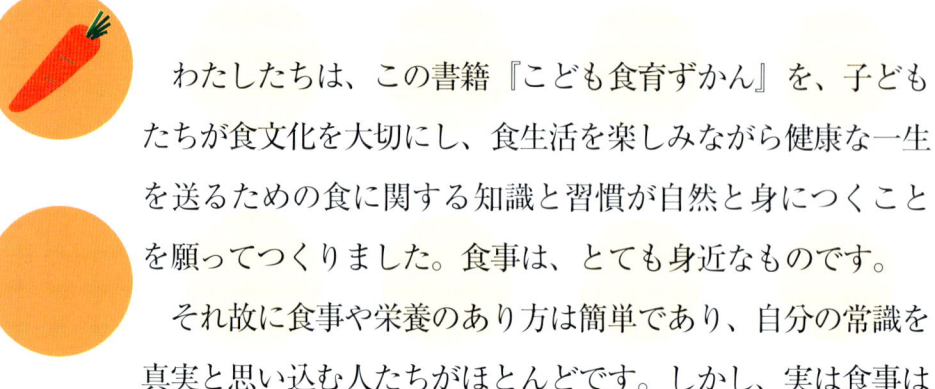

　わたしたちは、この書籍『こども食育ずかん』を、子どもたちが食文化を大切にし、食生活を楽しみながら健康な一生を送るための食に関する知識と習慣が自然と身につくことを願ってつくりました。食事は、とても身近なものです。

　それ故に食事や栄養のあり方は簡単であり、自分の常識を真実と思い込む人たちがほとんどです。しかし、実は食事は人の生き様そのものであり、それをかえることはとても難しいものです。例えば孤食のことを考えてみましょう。それは食事の問題だけではなく、生き様そのものの問題であることがわかります。すなわち食生活をかえるということは、生き方といった大きなものをかえる第一歩になる力を持つものであると思います。

　『こども食育ずかん』は、マンガやイラストを多用して小学校3、4年生以上の子どもたちがわかりやすく食生活のあり方を学べるようにと作成したものです。しかし、どの年齢の方に見ていただいても、「そうだったのか」とうなずき、驚く発見がたくさんあるのではないかと思います。

　これらの書籍が、食生活の改善を通じて子どもたちが健康で幸福な人生を送ることに少しでも貢献できましたら、わたしたちにとってこれ以上の喜びはございません。

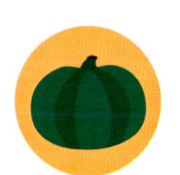

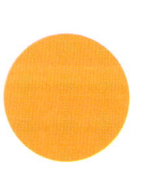

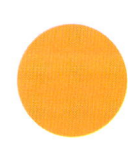

山本　茂

さくいん

あ
- 胃 …… 22,23
- 運動 …… 9,12,31,34,35,38,39,44
- 運動不足 …… 36,37
- 栄養教諭・学校栄養職員 …… 8,36
- 栄養素 …… 6,7,9,10,11,13,17,18,20,21,22,23,31,33,40,41
- エネルギー …… 9,10,12,13,14,22,30,31,32,33,34,35,39

か
- 塩分 …… 37
- 過食症 …… 43
- 体づくり …… 39,44,45
- カルシウム …… 16,18,41
- カロリー …… 34
- 基そ代謝 …… 32,34,35
- 吸収 …… 17,22,23,31,33
- 給食 …… 4,5,6,8,9,18,19,24
- 牛乳 …… 8,11,16,18
- 拒食症 …… 43
- 筋肉 …… 11,14,32
- 口 …… 22,23
- 血液 …… 11,16
- 健康食品 …… 21
- 高血圧症 …… 37
- 五大栄養素 …… 10
- 骨そしょう症 …… 41
- 献立 …… 8,9,19

さ
- サプリメント …… 21
- 三大栄養素 …… 10
- 脂質 …… 10,13,17,23,31,36,37
- 脂肪 …… 31,42
- 十二指腸 …… 22,23
- 主菜 …… 8
- 主食 …… 8,19
- 消化 …… 22

た
- 小腸 …… 22,23
- 食物せんい …… 17,20
- 汁物 …… 8
- 生活習慣病 …… 36,37
- 成長期 …… 11,33,40,45
- 絶食 …… 40,43
- ダイエット …… 25,26,36,38,39,40,41,42,43
- 代謝 …… 14,32
- 大腸 …… 22,23
- だ液 …… 22
- 食べ物の旅 …… 22
- 炭水化物 …… 10,12,13,14,22,23,31,33
- たんぱく質 …… 10,11,14,22,23.31,33
- 鉄 …… 16,41
- 糖質 …… 14
- 糖尿病 …… 37
- 糖分 …… 17,37

な
- 脳 …… 12,32

は
- 肌あれ …… 14
- ビタミン …… 10,14,15,16,20,33
- 肥満 …… 29,36,37
- 肥満度判定曲線 …… 29
- 貧血 …… 41
- 副菜 …… 8
- 太る仕組み …… 30
- ボディーイメージ …… 27
- 骨 …… 11,14,16,18,41
- ホルモン …… 42

ま
- 無機質 …… 10,16,20

や
- 野菜不足 …… 20
- やせる仕組み …… 31

ら
- 理想と思う体型 …… 28

わ
- 和食 …… 19

監修　山本　茂（やまもと　しげる）

お茶の水女子大学大学院教授（公衆栄養学国際栄養学研究室）。台湾台北医学大学、ベトナムハノイ国立栄養研究所など多数の大学等で客員教授。
学校給食120周年記念文部科学大臣賞（2009）、日本栄養士会50周年記念感謝状（2009）学校給食摂取基準策定委員会委員長（2007、2009）、文部科学省学校給食を通じた食育検討委員会副委員長（2007、2009）。
専門は、国際公衆栄養学、学校給食、エネルギー・タンパク質・アミノ酸の必要量。

<参考文献>

『栄養の基本がわかる図解事典』　中村丁次／監修　成美堂出版
『消化器のしくみ（学習図鑑からだのひみつ）』　Merc'eParram'on／著　大利昌久／監修　小野直子／訳　ほるぷ出版
『五訂増補日本食品標準成分表』　文部科学省　科学技術・学術審議会　資源調査分科会

<写真提供>

浜松医科大学　井上哲郎名誉教授

<協力>

京都府　長岡京市立長岡第六小学校　上田麻理子栄養教諭

栄養バランスとダイエット

2010年2月15日	第1刷発行	
	監　　修	山本　茂（お茶の水女子大学大学院教授）
	企画・校閲	給食ニュース編集部　北村摩理
	編集・制作	株式会社　パルスクリエイティブハウス
		表紙デザイン　福島みか
		本文デザイン・DTP制作　名須賀豊子
		編集　堀田展弘
	執　　筆	斉藤ようこ
	本文イラスト	青山ゆういち
	マ ン ガ	おぎのひとし
	発 行 人	松本　恒
	発 行 所	株式会社　少年写真新聞社
	〒102-8232	東京都千代田区九段北1-9-12
		TEL 03-3264-2624　FAX 03-5276-7785
		URL http://www.schoolpress.co.jp/
	印 刷 所	図書印刷株式会社
		©Shonen Shashin Shimbunsha 2010
		ISBN978-4-87981-338-1 C8637

本書を無断で複写、複製、転載、デジタルデータ化することを禁じます。乱丁・落丁本はお取り替えいたします。定価はカバーに表示してあります。